神经系统疾病诊断与治疗

主编 朱本真 韩 旭 姜婷婷 姜 超
姜绪涛 郭秀花 王文娟

U0379702

上海科学普及出版社

图书在版编目（CIP）数据

神经系统疾病诊断与治疗／朱本真等主编. —上海：上海科学普及出版社，2022.12
ISBN 978-7-5427-8341-7

Ⅰ.①神… Ⅱ.①朱… Ⅲ.①神经系统疾病-诊疗 Ⅳ.①R741

中国版本图书馆CIP数据核字（2022）第244352号

统　　筹　张善涛
责任编辑　陈星星
整体设计　宗　宁

神经系统疾病诊断与治疗

主编　朱本真　韩　旭　姜婷婷　姜　超
姜绪涛　郭秀花　王文娟

上海科学普及出版社出版发行

（上海中山北路832号　邮政编码200070）

http://www.pspsh.com

各地新华书店经销　　山东麦德森文化传媒有限公司印刷

开本 710×1000 1/16　印张 12.25　插页 2　字数 220 000

2022年12月第1版　　2022年12月第1次印刷

ISBN 978-7-5427-8341-7　定价：128.00元

本书如有缺页、错装或坏损等严重质量问题
请向工厂联系调换

联系电话：0531-82601513

编 委 会

◎ **主 编**

朱本真　嘉祥县人民医院

韩　旭　广饶县人民医院

姜婷婷　青岛市中医医院（市海慈医院）

姜　超　聊城市茌平区人民医院

姜绪涛　青岛阜外心血管病医院

郭秀花　曹县人民医院

王文娟　锦州医科大学附属第一医院

◎ **副主编**

王冰馨　山东省德州市齐河县中医院

田冬梅　河北省保定市定兴县定兴脑血管病医院

张　波　无棣县人民医院

成　玉　日照市中医医院

魏　彬　聊城鲁西康复医院

张晓宇　曲周县医院

　　近年来,随着医学科学,特别是分子生物学、转化医学和电子信息科学在医学领域中的应用和发展,新的概念、理论和技术不断出现,使神经学科的发展得到前所未有的进步,神经系统疾病的诊断和治疗得到不断更新。但因神经系统疾病具有多样性与复杂性的特点,使临床诊断与治疗仍有许多困难,尤其是疑难疾病的诊断与治疗难度更大。因此,作为一名神经科医师,不仅要有扎实的理论知识、丰富的临床经验,还要有较强的综合分析能力,以便及时、准确地诊断疾病,从而为患者提供更高质量的医疗服务。为此,我们邀请多位神经学科领域的专家编写了《神经系统疾病诊断与治疗》一书,旨在共享神经系统疾病诊疗的最新研究与进展。

　　本书按照各种神经疾病的性质,通过结合编者丰富的诊疗经验,系统地阐述了脑血管疾病、周围神经疾病、自主神经疾病、感染性疾病、遗传与变性疾病、运动障碍性疾病,内容包含疾病的病因、发病机制、临床表现、诊断、鉴别诊断、治疗、预后及预防等内容。在编写过程中,我们以临床实践经验为基础,密切结合近代神经科学的发展,重点针对临床常见病与多发病的诊断思路和治疗原则进行了详细描述,内容新颖,针对性与实用性强,有助于神经科医师及相关专业的医务人员对疾病作出正确诊断和恰当的处理。

鉴于本书编写人员较多,编写风格不尽一致,且时间有限,书中可能存在不妥之处,望读者提出宝贵意见,以便再版时修正,不胜感激。

《神经系统疾病诊断与治疗》编委会
2022 年 9 月

CONTENTS
目 录

1

脑血管疾病

第一节 脑 出 血

脑出血(intracerebral hemorrhage,ICH)是指原发性非外伤性脑实质内出血,故又称原发性或自发性脑出血。脑出血是脑内的血管病变破裂而引起的出血,绝大多数是高血压伴发小动脉微动脉瘤在血压骤升时破裂所致,称为高血压性脑出血。主要病理特点为局部脑血流变化、炎症反应,以及脑出血后脑血肿的形成和血肿周边组织受压、水肿、神经细胞凋亡。80%的脑出血发生在大脑半球,20%发生在脑干和小脑。脑出血起病急骤,临床表现为头痛、呕吐、意识障碍、偏瘫、偏身感觉障碍等。在所有脑血管疾病患者中,脑出血占 20%～30%,年发病率为 60/10 万～80/10 万,急性期病死率为30%～40%,是病死率和致残率很高的常见疾病。该病常发生于 40～70 岁,其中>50 岁的人群发病率最高,达93.6%,但近年来发病年龄有越来越年轻的趋势。

一、病因与发病机制

(一)病因

高血压及高血压合并小动脉硬化是 ICH 的最常见病因,约 95% 的 ICH 患者患有高血压。其他病因有先天性动静脉畸形或动脉瘤破裂、脑动脉炎血管壁坏死、脑瘤出血、血液病并发脑内出血、烟雾病、脑淀粉样血管病变、梗死性脑出血、药物滥用、抗凝或溶栓治疗等。

(二)发病机制

尚不完全清楚,与下列因素相关。

1.高血压

持续性高血压引起脑内小动脉或深穿支动脉壁脂质透明样变性和纤维蛋白样坏死,使小动脉变脆,血压持续升高引起动脉壁疝或内膜破裂,导致微小动脉瘤或微夹层动脉瘤。血压骤然升高时血液自血管壁渗出或动脉瘤壁破裂,血液进入脑组织形成血肿。此外,高血压引起远端血管痉挛,导致小血管缺氧坏死、血栓形成、斑点状出血及脑水肿,继发脑出血,可能是子痫时高血压脑出血的主要机制。脑动脉壁中层肌细胞薄弱,外膜结缔组织少且缺乏外层弹力层,豆纹动脉等穿动脉自大脑中动脉近端呈直角分出,受高血压血流冲击易发生粟粒状动脉瘤,使深穿支动脉成为脑出血的主要好发部位,故豆纹动脉外侧支称为出血动脉。

2.淀粉样脑血管病

淀粉样脑血管病是老年人原发性非高血压性脑出血的常见病因,好发于脑叶,易反复发生,常表现为多发性脑出血。发病机制不清,可能为血管内皮异常导致渗透性增加,血浆成分包括蛋白酶侵入血管壁,形成纤维蛋白样坏死或变性,导致内膜透明样增厚,淀粉样蛋白沉积,使血管中膜、外膜被淀粉样蛋白取代,弹性膜及中膜平滑肌消失,形成蜘蛛状微血管瘤扩张,当情绪激动或活动诱发血压升高时血管瘤破裂引起出血。

3.其他因素

血液病如血友病、白血病、血小板减少性紫癜、红细胞增多症、镰状细胞病等可因凝血功能障碍引起大片状脑出血。肿瘤内异常新生血管破裂或侵蚀正常脑血管也可导致脑出血。维生素 B_1、维生素 C 缺乏或毒素(如砷)可引起脑血管内皮细胞坏死,导致脑出血,出血灶特点通常为斑点状而非融合成片。结节性多动脉炎、病毒性和立克次体性疾病等可引起血管床炎症,炎症致血管内皮细胞坏死、血管破裂发生脑出血。脑内小动、静脉畸形破裂可引起血肿,脑内静脉循环障碍和静脉破裂亦可导致出血。血液病、肿瘤、血管炎或静脉窦闭塞性疾病等所致脑出血亦常表现为多发性脑出血。

(三)脑出血后脑水肿的发生机制

脑出血后机体和脑组织局部发生一系列病理生理反应,其中自发性脑出血后最重要的继发性病理变化之一是脑水肿。由于血肿周围脑组织形成水肿带,继而引起神经细胞及其轴突的变性和坏死,成为患者病情恶化和死亡的主要原因之一。目前认为,ICH 后脑水肿与占位效应、血肿内血浆蛋白渗出和血凝块回缩、血肿周围继发缺血、血肿周围组织炎症反应、水通道蛋白-4(AQP-4)及自由基级联反应等有关。

1.占位效应

主要是通过机械性压力和颅内压增高引起。巨大血肿可立即产生占位效应,造成周围脑组织损害,并引起颅内压持续增高。早期主要为局灶性颅内压增高,随后发展为弥漫性颅内压增高,而颅内压的持续增高可引起血肿周围组织广泛性缺血,并加速缺血组织的血管通透性改变,引发脑水肿形成。同时,脑血流量降低、局部组织压力增加可促发血管活性物质从受损的脑组织中释放,破坏血-脑屏障,引发脑水肿形成。因此,血肿占位效应虽不是脑水肿形成的直接原因,但可通过影响脑血流量、周围组织压力以及颅内压等因素,间接地在脑出血后脑水肿形成机制中发挥作用。

2.血肿内血浆蛋白渗出和血凝块回缩

血肿内血液凝结是脑出血超急性期血肿周围组织脑水肿形成的首要条件。在正常情况下,脑组织细胞间隙中的血浆蛋白含量非常低,但在血肿周围组织细胞间隙中却可见血浆蛋白和纤维蛋白聚积,这可导致细胞间隙胶体渗透压增高,使水分渗透到脑组织内形成水肿。此外,血肿形成后由于血凝块回缩,使血肿腔静水压降低,这也将导致血液中的水分渗透到脑组织间隙形成水肿。凝血连锁反应激活、血凝块回缩(血肿形成后血块分离成 1 个红细胞中央块和 1 个血清包绕区)以及纤维蛋白沉积等,在脑出血后血肿周围组织脑水肿形成中发挥着重要作用。血凝块形成是脑出血血肿周围组织脑水肿形成的必经阶段,而血浆蛋白(特别是凝血酶)则是脑水肿形成的关键因素。

3.血肿周围继发缺血

脑出血后血肿周围局部脑血流量显著降低,而脑血流量的异常降低可引起血肿周围组织缺血。一般脑出血后 6～8 小时,血红蛋白和凝血酶释出细胞毒性物质,兴奋性氨基酸释放增多等,细胞内钠聚集,则引起细胞毒性水肿;出血后4～12 小时,血-脑屏障开始破坏,血浆成分进入细胞间液,则引起血管源性水肿。同时,脑出血后形成的血肿在降解过程中,产生的渗透性物质和缺血的代谢产物,也使组织间渗透压增高,促进或加重脑水肿,从而形成血肿周围半暗带。

4.血肿周围组织炎症反应

脑出血后血肿周围中性粒细胞、巨噬细胞和小胶质细胞活化,血凝块周围活化的小胶质细胞和神经元中白细胞介素-1(IL-1)、白细胞介素-6(IL-6)、细胞间黏附因子-1(ICAM-1)和肿瘤坏死因子-α(TNF-α)表达增加。临床研究采用双抗夹心酶联免疫吸附试验检测 41 例脑出血患者脑脊液 IL-1 和 S100 蛋白含量发现,急性患者脑脊液 IL-1 水平显著高于对照组,提示 IL-1 可能促进了脑水肿和脑损伤的发展。ICAM-1在中枢神经系统中分布广泛。Gong 等的研究证明,脑出血后 12 小时神经细胞开始表达ICAM-1,3 天达高峰,持续 10 天逐渐下降;脑出血后 1 天时血管内皮开始表达 ICAM-1,7 天达高峰,持续 2 周。表达 ICAM-1 的白细胞活化后能产生大量蛋白水解酶,特别是基质金属蛋白酶(MMP),促使血-脑屏障通透性增加,血管源性脑水肿形成。

5.水通道蛋白-4(AQP-4)与脑水肿

过去一直认为水的跨膜转运是通过被动扩散实现的,而水通道蛋白(aquaporin,AQP)的发现完全改变了这种认识。现在认为,水的跨膜转运实际上是一个耗能的主动过程,是通过 AQP 实现的。AQP 在脑组织中广泛存在,可能是脑脊液重吸收、渗透压调节、脑水肿形成等生理、病理过程的分子生物学基础。迄今已发现的 AQP 至少存在 10 种亚型,其中 AQP-4 和 AQP-9 可能参与血肿周围脑组织水肿的形成。试验研究脑出血后不同时间点大鼠脑组织 AQP-4 的表达分布发现,对照组和试验组未出血侧 AQP-4 在各时间点的表达均为弱阳性,而水肿区从脑出血后 6 小时开始表达增强,3 天时达高峰,此后逐渐回落,1 周后仍明显高于正常组。另外,随着出血时间的推移,出血侧 AQP-4 表达范围不断扩大,表达强度不断增强,并且与脑水肿严重程度呈正相关。以上结果提示,脑出血能导致细胞内外水和电解质失衡,细胞内外渗透压发生改变,激活位于细胞膜上的 AQP-4,进而促进水和电解质通过 AQP-4 进入细胞内导致细胞水肿。

6.自由基级联反应

脑出血后脑组织缺血缺氧发生一系列级联反应造成自由基浓度增加。自由基通过攻击脑内细胞膜磷脂中多聚不饱和脂肪酸和脂肪酸的不饱和双键,直接造成脑损伤发生脑水肿;同时引起脑血管通透性增加,亦加重脑水肿从而加重病情。

二、病理

(一)肉眼所见

脑出血病例尸检时脑外观可见到明显动脉粥样硬化,出血侧半球膨隆肿胀,脑回宽、脑沟窄,有时可见少量蛛网膜下腔积血,颞叶海马与小脑扁桃体处常可见脑疝痕迹,出血灶一般在2～8 cm,绝大多数为单灶,仅 1.8%～2.7%为多灶。常见的出血部位为壳核出血,出血向内发展可损伤内囊,出血量大时可破入侧脑室。丘脑出血时,血液常穿破第三脑室或侧脑室,向外可损伤内囊。脑桥和小脑出血时,血液可穿破第四脑室,甚至可经中脑导水管逆行进入侧脑室。原发性脑室出血,出血量小时只侵及单个脑室或多个脑室的一部分;大量出血时全部脑室均可被血液充满,脑室扩张积血形成铸型。脑出血血肿周围脑组织受压,水肿明显,颅内压增高,脑组织可移位。幕上半球出血,血肿向下破坏或挤压丘脑下部和脑干,使其变形、移位和继发出血,并常出现小脑幕疝;如中线部位下移可形成中心疝;颅内压增高明显或小脑出血较重时均易发生枕骨大孔疝,这些都是导致患者死亡的直接原因。急性期后,血块溶解,含铁血黄素和破坏的脑组织被吞噬细胞清除,胶质增生,小出血灶形成胶质瘢痕,大者形成囊腔,称为中风囊,腔内可见黄色液体。

(二)显微镜观察

1.出血期

可见大片出血,红细胞多新鲜。出血灶边缘多出现坏死。软化的脑组织,神经细胞消失或呈局部缺血改变,常有多形核白细胞浸润。

2.吸收期

出血24～36小时即可出现胶质细胞增生,小胶质细胞及来自血管外膜的细胞形成格子细胞,少数格子细胞含铁血黄素。星形胶质细胞增生及肥胖变性。

3.修复期

血液及坏死组织渐被清除,组织缺损部分由胶质细胞、胶质纤维及胶原纤维代替,形成瘢痕。出血灶较小可完全修复,较大则遗留囊腔。血红蛋白代谢产物长久残存于瘢痕组织中,呈现棕黄色。

三、临床表现

(一)症状与体征

1.意识障碍

多数患者发病时很快出现不同程度的意识障碍,轻者可呈嗜睡,重者可昏迷。

2.高颅压征

表现为头痛、呕吐。头痛以病灶侧为重,意识蒙眬或浅昏迷者可见患者用健侧手触摸病灶侧头部;呕吐多为喷射性,呕吐物为胃内容物,如合并消化道出血可为咖啡样物。

3.偏瘫

病灶对侧肢体瘫痪。

4.偏身感觉障碍

病灶对侧肢体感觉障碍,主要是痛觉、温度觉减退。

5.脑膜刺激征

见于脑出血已破入脑室、蛛网膜下腔以及脑室原发性出血之时,可有颈项强直或强迫头位,Kernig 征阳性。

6.失语症

优势半球出血者多伴有运动性失语症。

7.瞳孔与眼底异常

瞳孔可不等大、双瞳孔缩小或散大。眼底可有视网膜出血和视盘水肿。

8.其他症状

如心律失常、呃逆、呕吐咖啡色样胃内容物、呼吸节律紊乱、体温迅速上升及心电图异常等变化。脉搏常有力或缓慢,血压多升高,可出现肢端发绀,偏瘫侧多汗,面色苍白或潮红。

(二)不同部位脑出血的临床表现

1.基底节区出血

基底节区出血为脑出血中最多见者,占 60%～70%。其中壳核出血最多,约占脑出血的 60%,主要是豆纹动脉尤其是其外侧支破裂引起;丘脑出血较少,约占 10%,主要是丘脑穿动脉或丘脑膝状体动脉破裂引起;尾状核及屏状核等出血少见。虽然各核出血有其不同特点,但出血较多时均可侵及内囊,出现一些共同症状。现将常见的症状分轻、重两型叙述如下。

(1)轻型:多属壳核出血,出血量一般为数毫升至 30 mL,或为丘脑小量出血,出血量仅数毫升,出血限于丘脑或侵及内囊后肢。患者突然头痛、头晕、恶心呕吐、意识清楚或轻度障碍,出血灶对侧出现不同程度的偏瘫,亦可出现偏身感觉障碍及偏盲(三偏征),两眼可向病灶侧凝视,优势半球出血可有失语。

(2)重型:多属壳核大量出血,向内扩展或穿破脑室,出血量可达 30～160 mL;或丘脑较大量出血,血肿侵及内囊或破入脑室。发病突然,意识障碍重,鼾声明显,呕吐频繁,可吐咖啡样胃内容物(由胃部应激性溃疡所致)。丘脑出血病灶对侧常有偏身感觉障碍或偏瘫,肌张力低,可引出病理反射,平卧位时,患侧下肢呈外旋位。但感觉障碍常先于或重于运动障碍,部分病例病灶对侧可出现自发性疼痛。常有眼球运动障碍(眼球向上注视麻痹,呈下视内收状态)。瞳孔缩小或不等大,一般为出血侧散大,提示已有小脑幕疝形成;部分病例有丘脑性失语(言语缓慢而不清、重复言语、发音困难、复述差、朗读正常)或丘脑性痴呆(记忆力减退、计算力下降、情感障碍、人格改变等)。如病情发展,血液大量破入脑室或损伤丘脑下部及脑干,昏迷加深,出现去大脑强直或四肢弛缓,面色潮红或苍白,出冷汗,鼾声大作,中枢性高热或体温过低,甚至出现肺水肿、上消化道出血等内脏并发症,最后多发生枕骨大孔疝死亡。

2.脑叶出血

又称皮质下白质出血。应用 CT 以后,发现脑叶出血约占脑出血的 15%,发病年龄 11～80 岁,40 岁以下占 30%,年轻人多由血管畸形(包括隐匿性血管畸形)、烟雾病引起,老年人常见于高血压动脉硬化及淀粉样血管病等。脑叶出血以顶叶最多见,以后依次为颞叶、枕叶、额叶,40%为跨叶出血。脑叶出血除意识障碍、颅内高压和抽搐等常见症状外,还有各脑叶的特异表现。

(1)额叶出血:常有一侧或双侧的前额痛、病灶对侧偏瘫。部分病例有精神行为异常、凝视麻痹、言语障碍和癫痫发作。

(2)顶叶出血:常有病灶侧颞部疼痛;病灶对侧的轻偏瘫或单瘫、深浅感觉障碍和复合感觉障碍;体象障碍、手指失认和结构失用症等,少数病例可出现下象限盲。

(3)颞叶出血:常有耳部或耳前部疼痛,病灶对侧偏瘫,但上肢瘫重于下肢,中枢性面、舌瘫可有对侧上象限盲;优势半球出血可出现感觉性失语或混合性失语;可有颞叶癫痫、幻嗅、幻视、兴奋躁动等精神症状。

(4)枕叶出血:可出现同侧眼部疼痛,同向性偏盲和黄斑回避现象,可有一过性黑蒙和视物变形。

3.脑干出血

(1)中脑出血:中脑出血少见,自 CT 应用于临床后,临床已可诊断。轻症患者表现为突然出现复视、眼睑下垂、一侧或两侧瞳孔扩大、眼球不同轴、水平或垂直眼震,同侧肢体共济失调,也可表现大脑脚综合征(Weber 综合征)或红核综合征(Benedikt 综合征)。重者出现昏迷、四肢迟缓性瘫痪、去大脑强直,常迅速死亡。

(2)脑桥出血:占脑出血的 10%左右。病灶多位于脑桥中部的基底部与被盖部之间。患者表现突然头痛,同侧第Ⅵ、Ⅶ、Ⅷ对脑神经麻痹,对侧偏瘫(交叉性瘫痪),出血量大或病情重者常有四肢瘫,很快进入意识障碍、针尖样瞳孔、去大脑强直、呼吸障碍,多迅速死亡。可伴中枢性高热、大汗和应激性溃疡等。

一侧脑桥小量出血可表现为脑桥腹内侧综合征（Foville综合征）、闭锁综合征和脑桥腹外侧综合征（Millard-Gubler综合征）。

（3）延髓出血：延髓出血更为少见，突然意识障碍，血压下降，呼吸节律不规则，心律失常，轻症病例可呈延髓背外侧综合征（Wallenberg综合征），重症病例常因呼吸心跳停止而死亡。

4. 小脑出血

约占脑出血的10%。多见于一侧半球的齿状核部位，小脑蚓部也可发生。发病突然，眩晕明显，频繁呕吐，枕部疼痛，病灶侧共济失调，可见眼球震颤，同侧周围性面瘫，颈项强直等，如不仔细检查，易误诊为蛛网膜下腔出血。当出血量不大时，主要表现为小脑症状，如病灶侧共济失调，眼球震颤，构音障碍和吟诗样语言，无偏瘫。出血量增加时，还可表现有脑桥受压体征，如展神经麻痹、侧视麻痹等，以及肢体偏瘫和/或锥体束征。病情如继续加重，颅内压增高明显，昏迷加深，极易发生枕骨大孔疝死亡。

5. 脑室出血

分原发与继发两种，继发性系指脑实质出血破入脑室者；原发性指脉络丛血管出血及室管膜下动脉破裂出血，血液直流入脑室者。以前认为脑室出血罕见，现已证实占脑出血的3%～5%。55%的患者出血量较少，仅部分脑室有血，脑脊液呈血性，类似蛛网膜下腔出血。临床常表现为头痛、呕吐、项强、Kernig征阳性、意识清楚或一过性意识障碍，但常无偏瘫体征，脑脊液血性，酷似蛛网膜下腔出血，预后良好，可以完全恢复正常；出血量大，全部脑室均被血液充满者，其临床表现符合既往所谓脑室出血的症状，即发病后突然头痛、呕吐、昏迷、瞳孔缩小或时大时小，眼球浮动或分离性斜视，四肢肌张力增高，病理反射阳性，早期出现去大脑强直，严重者双侧瞳孔散大，呼吸深，鼾声明显，体温明显升高，面部充血多汗，预后极差，多迅速死亡。

四、辅助检查

（一）头颅CT

发病后CT平扫可显示近圆形或卵圆形均匀高密度的血肿病灶，边界清楚，可确定血肿部位、大小、形态及是否破入脑室，血肿周围有无低密度水肿带及占位效应（脑室受压、脑组织移位）和梗阻性脑积水等。早期可发现边界清楚、均匀的高度密度灶，CT值为60～80 HU，周围环绕低密度水肿带。血肿范围大时可见占位效应。根据CT影像估算出血量可采用简单易行的多田计算公式：出血量(mL)＝0.5×最大面积长轴(cm)×最大面积短轴(mL)×层面数。出血后3～7天,血红蛋白破坏,纤维蛋白溶解,高密度区向心性缩小,边缘模糊,周围低密度区扩大。病后2～4周,形成等密度或低密度灶。病后2个月左右,血肿区形成囊腔,其密度与脑脊液近乎相等,两侧脑室扩大;增强扫描,可见血肿周围有环状高密度强化影,其大小、形状与原血肿相近。

(二)头颅 MRI/MRA

MRI的表现主要取决于血肿所含血红蛋白量的变化。发病1天内,血肿呈T_1等信号或低信号,T_2呈高信号或混合信号;第2～7天内,T_1为等信号或稍低信号,T_2为低信号;第2～4周,T_1和T_2均为高信号;4周后,T_1呈低信号,T_2为高信号。此外,MRA可帮助发现脑血管畸形、肿瘤及血管瘤等病变。

(三)数字减影血管造影(DSA)

对脑叶出血、原因不明或怀疑脑血管畸形、血管瘤、烟雾病和血管炎等患者有意义,尤其血压正常的年轻患者应通过DSA查明病因。

(四)腰椎穿刺检查

在无条件做CT时,且患者病情不重,无明显颅内高压者可进行腰椎穿刺检查。脑出血者脑脊液压力常增高,若出血破入脑室或蛛网膜下腔者脑脊液多呈均匀血性。有脑疝及小脑出血者应禁忌做腰椎穿刺检查。

(五)经颅多普勒超声(TCD)

由于简单及无创性,可在床边进行检查,已成为监测脑出血患者脑血流动力学变化的重要方法。

(1)通过检测脑动脉血流速度,间接监测脑出血的脑血管痉挛范围及程度,脑血管痉挛时其血流速度增高。

(2)测定血流速度、血流量和血管外周阻力可反映颅内压增高时脑血流灌注情况,如颅内压超过动脉压时收缩期及舒张期血流信号消失,无血流灌注。

(3)提供脑动静脉畸形、动脉瘤等病因诊断的线索。

(六)脑电图(EEG)

可反映脑出血患者脑功能状态。意识障碍可见两侧弥漫性慢活动,病灶侧明显;无意识障碍时,基底节和脑叶出血出现局灶性慢波,脑叶出血靠近皮质时可有局灶性棘波或尖波发放;小脑出血无意识障碍时脑电图多正常,部分患者同侧枕颞部出现慢活动;中脑出血多见两侧阵发性同步高波幅慢活动;脑桥出血患者昏迷时可见 8～12 Hz α 波、低波幅 β 波、纺锤波或弥漫性慢波等。

(七)心电图

可及时发现脑出血合并心律失常或心肌缺血,甚至心肌梗死。

(八)血液检查

重症脑出血急性期白细胞数可增至 $(10～20)×10^9/L$,并可出现血糖含量升高、蛋白尿、尿糖、血尿素氮含量增加,以及血清肌酶含量升高等。但均为一过性,可随病情缓解而消退。

五、诊断与鉴别诊断

(一)诊断要点

1.一般性诊断要点

(1)急性起病,常有头痛、呕吐、意识障碍、血压增高和局灶性神经功能缺损症状,部分病例有眩晕或抽搐发作。饮酒、情绪激动、过度劳累等是常见的发病诱因。

(2)常见的局灶性神经功能缺损症状和体征包括偏瘫、偏身感觉障碍、偏盲等,多于数分钟至数小时内达到高峰。

(3)头颅 CT 扫描可见病灶中心呈高密度改变,病灶周边常有低密度水肿带。头颅 MRI/MRA 有助于脑出血的病因学诊断和观察血肿的演变过程。

2.各部位脑出血的临床诊断要点

(1)壳核出血:①对侧肢体偏瘫,优势半球出血常出现失语;②对侧肢体感觉障碍,主要是痛觉、温度觉减退;③对侧偏盲;④凝视麻痹,双眼持续性向出血侧凝视;⑤尚可出现失用、体象障碍、记忆力和计算力障碍、意识障碍等。

(2)丘脑出血。①丘脑型感觉障碍:对侧半身深浅感觉减退、感觉过敏或自发性疼痛。②运动障碍:出血侵及内囊可出现对侧肢体瘫痪,多为下肢重于上肢。③丘脑性失语:言语缓慢而不清、重复言语、发音困难、复述差,朗读正常。④丘脑性痴呆:记忆力减退、计算力下降、情感障碍、人格改变。⑤眼球运动障碍:眼球向上注视麻痹,常向内下方凝视。

(3)脑干出血。①中脑出血:突然出现复视,眼睑下垂;一侧或两侧瞳孔扩大,眼球不同轴,水平或垂直眼震,同侧肢体共济失调,也可表现 Weber 综合征或 Benedikt 综合征;严重者很快出现意识障碍,去大脑强直。②脑桥出血:突然头痛,呕吐,眩晕,复视,眼球不同轴,交叉性瘫痪或偏瘫、四肢瘫等。出血量较大时,患者很快进入意识障碍,针尖样瞳孔,去大脑强直,呼吸障碍,并可伴有高热、大汗、应激性溃疡等,多迅速死亡;出血量较少时可表现为一些典型的综合征,如Foville 综合征、Millard-Gubler 综合征和闭锁综合征等。③延髓出血:突然意识障碍,血压下降,呼吸节律不规则,心律失常,继而死亡。轻者可表现为不典型的Wallenberg 综合征。

(4)小脑出血:①突发眩晕、呕吐、后头部疼痛,无偏瘫;②有眼震,站立和步态不稳,肢体共济失调、肌张力降低及颈项强直;③头颅 CT 扫描示小脑半球或小脑蚓高密度影及第四脑室、脑干受压。

(5)脑叶出血:①额叶出血:前额痛、呕吐、痫性发作较多见;对侧偏瘫、共同偏视、精神障碍;优势半球出血时可出现运动性失语。②顶叶出血:偏瘫较轻,而偏侧感觉障碍显著;对侧下象限盲,优势半球出血时可出现混合性失语。③颞叶出血:表现为对侧中枢性面、舌瘫及上肢为主的瘫痪;对侧上象限盲;优势半球出血时可有感觉性或混合性失语;可有颞叶癫痫、幻嗅、幻视。④枕叶出血:对侧同向性偏盲,并有黄斑回避现象,可有一过性黑蒙和视物变形;多无肢体瘫痪。

(6)脑室出血:①突然头痛、呕吐,迅速进入昏迷或昏迷逐渐加深;②双侧瞳孔缩小,四肢肌张力增高,病理反射阳性,早期出现去大脑强直,脑膜刺激征阳性;③常出现丘脑下部受损的症状及体征,如上消化道出血、中枢性高热、大汗、应激性溃疡、急性肺水肿、血糖增高、尿崩症等;④脑脊液压力增高,呈血性;⑤轻者仅表现头痛、呕吐、脑膜刺激征阳性,无局限性神经体征。临床上易误诊为蛛网膜下腔出血,需通过头颅 CT 检查来确定诊断。

(二)鉴别诊断

1.脑梗死

发病较缓,或病情呈进行性加重;头痛、呕吐等颅内压增高症状不明显;典型病例一般不难鉴别;但脑出血与大面积脑梗死、少量脑出血与脑梗死临床症状相似,鉴别较困难,常需头颅 CT 鉴别。

2.脑栓塞

起病急骤,一般缺血范围较广,症状常较重,常伴有风湿性心脏病、心房颤动、细菌性心内膜炎、心肌梗死或其他容易产生栓子来源的疾病。

3.蛛网膜下腔出血

好发于年轻人,突发剧烈头痛,或呈爆裂样头痛,以颈枕部明显,有的疼痛可放射至颈背、双下肢。呕吐较频繁,少数严重患者呈喷射状呕吐。约 50% 的患者可出现短暂、不同程度的意识障碍,尤以老年患者多见。常见一侧动眼神经麻痹,其次为视神经、三叉神经和展神经麻痹,脑膜刺激征常见,无偏瘫等脑实质损害的体征,头颅 CT 可帮助鉴别。

4.外伤性脑出血

外伤性脑出血是闭合性头部外伤所致,发生于受冲击颅骨下或对冲部位,常见于额极和颞极,外伤史可提供诊断线索,CT 可显示血肿外形不整。

5.内科疾病导致的昏迷

(1)糖尿病昏迷。①糖尿病酮症酸中毒:多数患者在发生意识障碍前数天有多尿、烦渴多饮和乏力,随后出现食欲减退、恶心、呕吐,常伴头痛、嗜睡、烦躁、呼吸深快,呼气中有烂苹果味(丙酮)。随着病情进一步发展,出现严重失水,尿量减少,皮肤弹性差,眼球下陷,脉细速,血压下降,至晚期时各种反射迟钝甚至消失,嗜睡甚至昏迷。尿糖、尿酮体呈强阳性,血糖和血酮体均有升高。头部 CT 结果阴性。②高渗性非酮症糖尿病昏迷:起病时常先有多尿、多饮,但多食不明显,或反而食欲缺乏,以致常被忽视。失水随病程进展逐渐加重,出现神经精神症状,表现为嗜睡、幻觉、定向障碍、偏盲、上肢拍击样粗震颤、痫性发作(多为局限性发作)等,最后陷入昏迷。尿糖强阳性,但无酮症或较轻,血尿素氮及肌酐升高。突出的表现为血糖常高至 33.3 mmol/L(600 mg/dL)以上,一般为33.3～66.6 mmol/L(600～1 200 mg/dL);血钠升高可达 155 mmol/L;血浆渗透压显著增高达 330～460 mmol/L,一般在 350 mmol/L 以上。头部 CT 结果阴性。

(2)肝性昏迷:有严重肝病和/或广泛门体侧支循环,精神紊乱、昏睡或昏迷,明显肝功能损害或血氨升高,扑翼(击)样震颤和典型的脑电图改变(高波幅的 δ 波,每秒少于 4 次)等,有助于诊断与鉴别诊断。

(3)尿毒症昏迷:少尿(<400 mL/d)或无尿(<50 mL/d)、血尿、蛋白尿、管型尿、氮质血症、水电解质紊乱和酸碱失衡等。

(4)急性乙醇中毒。①兴奋期:血乙醇浓度达到 11 mmol/L(50 mg/dL)即感头痛、欣快、兴奋。血乙醇浓度超过 16 mmol/L(75 mg/dL),健谈、饶舌、情绪不稳定、自负、易激怒,可有粗鲁行为或攻击行动,也可能沉默、孤僻;浓度达到 22 mmol/L(100 mg/dL)时,驾车易发生车祸。②共济失调期:血乙醇浓度达到 33 mmol/L(150 mg/dL)时,肌肉运动不协调、行动笨拙、言语含糊不清、眼球震颤、视物模糊、复视、步态不稳、出现明显共济失调。浓度达到 43 mmol/L(200 mg/dL)时,出现恶心、呕吐、困倦。③昏迷期:血乙醇浓度升至 54 mmol/L(250 mg/dL)时,患者进入昏迷期,表现昏睡、瞳孔散大、体温降低。血乙醇浓度超过 87 mmol/L(400 mg/dL)时,患者陷入深昏迷,心率快、血压下降,呼吸慢而有鼾音,可出现呼吸、循环麻痹而危及生命。实验室检查可见血清乙醇浓度升高,呼出气中乙醇浓度与血清乙醇浓度相当;动脉血气分析可见轻度代谢性酸中毒;电解质失衡,可见低血钾、低血镁和低血钙;血糖可降低。

(5)低血糖昏迷:低血糖昏迷是指各种原因引起的重症的低血糖症。患者突然昏迷、抽搐,表现为局灶神经系统症状的低血糖易被误诊为脑出血。化验血糖低于 2.8 mmol/L,推注葡萄糖后症状迅速缓解,发病后 72 小时复查头部 CT 结果阴性。

(6)药物中毒。①镇静催眠药中毒:有服用大量镇静催眠药史,出现意识障碍和呼吸抑制及血压下降。胃液、血液、尿液中检出镇静催眠药。②阿片类药物中毒:有服用大量吗啡或哌替啶的阿片类药物史,或有吸毒史,除了出现昏迷、针尖样瞳孔(哌替啶的急性中毒瞳孔反而扩大)、呼吸抑制"三联征"等特点外,还可出现发绀、面色苍白、肌肉无力、惊厥、牙关紧闭、角弓反张、呼吸先浅而慢,后叹息样或潮式呼吸、肺水肿、休克、瞳孔对光反射消失,死于呼吸衰竭。血、尿阿片类毒物成分,定性试验呈阳性。使用纳洛酮可迅速逆转阿片类药物所致的昏迷、呼吸抑制、缩瞳等毒性作用。

(7)CO 中毒。①轻度中毒:血液碳氧血红蛋白(COHb)可高于 10%～20%。患者有剧烈头痛、头晕、心悸、口唇黏膜呈樱桃红色、四肢无力、恶心、呕吐、嗜睡、意识模糊、视物不清、感觉迟钝、谵妄、幻觉、抽搐等。②中度中毒:血液 COHb 浓度可高达 30%～40%。患者出现呼吸困难、意识丧失、昏迷,对疼痛刺激可有反应,瞳孔对光反射和角膜反射可迟钝,腱反射减弱,呼吸、血压和脉搏可有改变。经治疗可恢复且无明显并发症。③重度中毒:血液 COHb 浓度可高于 50%以上。深昏迷,各种反射消失。患者可呈去大脑皮质状态(患者可以睁眼,但无意识,不语,不动,不主动进食或大小便,呼之不应,推之不动,肌张力增强),常有脑水肿、惊厥、呼吸衰竭、肺水肿、上消化道出血、休克和严重的心肌损害,出现心律失常,偶可发生心肌梗死。有时并发脑局灶损害,出现锥体系或锥体外系损害体征。监测血中 COHb 浓度可明确诊断。

应详细询问病史,内科疾病导致昏迷者有相应的内科疾病病史,仔细查体,局灶体征不明显;脑出血者则同向偏视、一侧瞳孔散大、一侧面部船帆现象、一侧上肢出现扬鞭现象、一侧下肢呈外旋位,血压升高。CT 检查可助鉴别。

六、治疗

急性期的主要治疗原则:保持安静,防止继续出血;积极抗脑水肿,降低颅内压;调整血压;改善循环;促进神经功能恢复;加强护理,防治并发症。

(一)一般治疗

1.保持安静

(1)卧床休息3～4周,脑出血发病后24小时内,特别是6小时内可有活动性出血或血肿继续扩大,应尽量减少搬运,就近治疗。重症需严密观察体温、脉搏、呼吸、血压、瞳孔和意识状态等生命体征变化。

(2)保持呼吸道通畅,头部抬高15°～30°,切忌无枕仰卧;疑有脑疝时应床脚抬高45°,意识障碍患者应将头歪向一侧,以利于口腔、气道分泌物及呕吐物流出;痰稠不易吸出,则要行气管切开,必要时吸氧,以使动脉血氧饱和度维持在90%以上。

(3)意识障碍或消化道出血者宜禁食24～48小时,发病后3天,仍不能进食者,应鼻饲以确保营养。过度烦躁不安的患者可适量用镇静药。

(4)注意口腔护理,保持大便通畅,留置尿管的患者应做膀胱冲洗以预防尿路感染。加强护理,经常翻身,预防压疮,保持肢体功能位置。

(5)注意水、电解质平衡,加强营养。注意补钾,液体量应控制在2 000 mL/d左右,或以尿量加500 mL来估算,不能进食者鼻饲各种营养品。对于频繁呕吐、胃肠道功能减弱或有严重的应激性溃疡者,应考虑给予肠外营养。如有高热、多汗、呕吐或腹泻者,可适当增加入液量,或10%脂肪乳500 mL静脉滴注,每天1次。如需长期采用鼻饲,应考虑胃造瘘术。

(6)脑出血急性期血糖含量增高可以是原有糖尿病的表现或是应激反应。高血糖和低血糖都能加重脑损伤。当患者血糖含量增高超过11.1 mmol/L时,应立即给予胰岛素治疗,将血糖控制在8.3 mmol/L以下。同时应监测血糖,若发生低血糖,可用葡萄糖口服或注射纠正低血糖。

2.亚低温治疗

能够减轻脑水肿,减少自由基的产生,促进神经功能缺损恢复,改善患者预后。降温方法:立即行气管切开,静脉滴注冬眠肌松合剂(0.9%氯化钠注射液500 mL＋氯丙嗪100 mg＋异丙嗪100 mg),同时冰毯机降温。行床旁监护仪连续监测体温(T)、心率(HR)、血压(BP)、呼吸(R)、脉搏(P)、血氧饱和度(SPO_2)、颅内压(ICP)。直肠温度(RT)维持在34～36 ℃,持续3～5天。冬眠肌松合剂用量和速度根据患者T、HR、BP、肌张力等调节。保留自主呼吸,必要时应用同步呼吸机辅助呼吸,维持SPO_2在95%以上,10～12小时将RT降至34～36 ℃。当ICP降至正常后72小时,停止亚低温治疗。采用每天恢复1～2 ℃,复温速度不超过0.1 ℃/h。在24～48小时内,将患者RT复温至36.5～37 ℃。局部亚低温治疗实施越早,效果越好,建议在脑出血发病6小时内使用,治疗时间最好持续48～72小时。

（二）调控血压和防止再出血

脑出血患者一般血压都高,甚至比平时更高,这是因为颅内压增高时机体保证脑组织供血的代偿性反应,当颅内压下降时血压亦随之下降,因此一般不应使用降血压药物,尤其是注射利血平等强有力降压剂。目前理想的血压控制水平还未确定,主张采取个体化原则,应根据患者年龄、病前有无高血压、病后血压情况等确定适宜血压水平。但血压过高时,容易增加再出血的危险性,则应及时控制高血压。一般来说,收缩压≥26.7 kPa(200 mmHg),舒张压≥15.3 kPa(115 mmHg)时,应降血压治疗,使血压控制于治疗前原有血压水平或略高水平。收缩压≤24.0 kPa(180 mmHg)或舒张压≤15.3 kPa(115 mmHg)时,或平均动脉压≤17.3 kPa (130 mmHg)时可暂不使用降压药,但需密切观察。收缩压在 24.0～30.7 kPa(180～230 mmHg)或舒张压在 14.0～18.7 kPa(105～140 mmHg)宜口服卡托普利、美托洛尔等降压药,收缩压24.0 kPa(180 mmHg)以内或舒张压 14.0 kPa(105 mmHg)以内,可观察而不用降压药。急性期过后(约2周),血压仍持续过高时可系统使用降压药,急性期血压急剧下降表明病情严重,应给予升压药物以保证足够的脑供血量。

止血剂及凝血剂对脑出血并无效果,但如合并消化道出血或有凝血障碍时仍可使用。消化道出血时,还可经胃管鼻饲或口服云南白药、三七粉、氢氧化铝凝胶和/或冰牛奶、冰盐水等。

（三）控制脑水肿

脑出血后48小时水肿达到高峰,维持3～5天或更长时间后逐渐消退。脑水肿可使 ICP增高和导致脑疝,是影响功能恢复的主要因素和导致早期死亡的主要死因。积极控制脑水肿、降低 ICP是脑出血急性期治疗的重要环节,必要时可行 ICP监测。治疗目标是使 ICP降至 2.7 kPa (20 mmHg)以下,脑灌注压大于 9.3 kPa(70 mmHg),应首先控制可加重脑水肿的因素,保持呼吸道通畅,适当给氧,维持有效脑灌注,限制液体和盐的入量等。应用皮质类固醇减轻脑出血后脑水肿和降低 ICP,其有效证据不充分;脱水剂只有短暂作用,常用 20％甘露醇、利尿剂如呋塞米等。

1.20％甘露醇

20％甘露醇为渗透性脱水剂,可在短时间内使血浆渗透压明显升高,形成血与脑组织间渗透压差,使脑组织间液水分向血管内转移,经肾脏排出,每 8 g 甘露醇可由尿液带出水分 100 mL,用药后 20～30 分钟开始起效,2～3 小时作用达峰。常用剂量 125～250 mL,1 次/6～8 小时,疗程7～10 天。如患者出现脑疝征象可快速加压经静脉或颈动脉推注,可暂时缓解症状,为术前准备赢得时间。冠心病、心肌梗死、心力衰竭和肾功能不全者慎用,注意用药不当可诱发肾衰竭和水盐及电解质失衡。因此,在应用甘露醇脱水时,一定要严密观察患者尿量、血钾和心肾功能,一旦出现尿少、血尿、无尿时应立即停用。

2.利尿剂

呋塞米注射液较常用,脱水作用不如甘露醇,但可抑制脑脊液产生,用于心肾功能不全不能用甘露醇的患者,常与甘露醇合用,减少甘露醇用量。每次20～40 mg,每天 2～4 次,静脉注射。

3.甘油果糖氯化钠注射液

该药为高渗制剂,通过高渗透性脱水,能使脑水分含量减少,降低颅内压。本品降低颅内压作用起效较缓,持续时间较长,可与甘露醇交替使用。推荐剂量为每次 250～500 mL,每天 1～2 次,静脉滴注,连用 7 天左右。

4.10%人血清蛋白

通过提高血浆胶体渗透压发挥对脑组织脱水降颅压作用,改善病灶局部脑组织水肿,作用持久。适用于低蛋白血症的脑水肿伴高颅压的患者。推荐剂量每次 10～20 g,每天 1～2 次,静脉滴注。该药可增加心脏负担,心功能不全者慎用。

5.地塞米松

可防止脑组织内星形胶质细胞肿胀,降低毛细血管通透性,维持血-脑屏障功能。抗脑水肿作用起效慢,用药后 12～36 小时起效。剂量每天 10～20 mg,静脉滴注。由于易并发感染或使感染扩散,可促进或加重应激性上消化道出血,影响血压和血糖控制等,临床不主张常规使用,病情危重、不伴上消化道出血者可早期短时间应用。

若药物脱水、降颅压效果不明显,出现颅内高压危象时可考虑转外科手术开颅减压。

(四)控制感染

发病早期或病情较轻时通常不需使用抗生素,老年患者合并意识障碍易并发肺部感染,合并吞咽困难易发生吸入性肺炎,尿潴留或导尿易合并尿路感染,可根据痰液或尿液培养、药物敏感试验等选用抗生素治疗。

（五）维持水电解质平衡

患者液体的输入量最好根据其中心静脉压（CVP）和肺毛细血管楔压（PCWP）来调整，CVP 保持在 0.7～1.6 kPa(5～12 mmHg)或者 PCWP 维持在 1.3～1.9 kPa(10～14 mmHg)。无此条件时每天液体输入量可按前 1 天尿量＋500 mL 估算。每天补钠 50～70 mmol/L，补钾 40～50 mmol/L，糖类 13.5～18.0 g。使用液体种类应以 0.9%氯化钠注射液或复方氯化钠注射液（林格液）为主，避免用高渗糖水，若用糖时可按每 4 g 糖加 1 U 胰岛素后再使用。由于患者使用大量脱水剂、进食少、合并感染等原因，极易出现电解质紊乱和酸碱失衡，应加强监护和及时纠正，意识障碍患者可通过鼻饲管补充足够热量的营养和液体。

（六）对症治疗

1.中枢性高热

宜先行物理降温，如头部、腋下及腹股沟区放置冰袋，戴冰帽或睡冰毯等。效果不佳可用多巴胺受体激动剂如溴隐亭 3.75 mg/d，逐渐加量至 7.5～15.0 mg/d，分次服用。

2.痫性发作

可静脉缓慢推注（注意患者呼吸）地西泮 10～20 mg，控制发作后可予卡马西平片，每次100 mg，每天 2 次。

3.应激性溃疡

丘脑、脑干出血患者常合并应激性溃疡和引起消化道出血，机制不明，可能是出血影响边缘系统、丘脑、丘脑下部及下行自主神经纤维，使肾上腺皮质激素和胃酸分泌大量增加，黏液分泌减少及屏障功能削弱。常在病后第 2～14 天突然发生，可反复出现，表现呕血及黑便，出血量大时常见烦躁不安、口渴、皮肤苍白、湿冷、脉搏细速、血压下降、尿量减少等外周循环衰竭表现。可采取抑制胃酸分泌和加强胃黏膜保护治疗，用 H_2 受体阻滞剂，如：①雷尼替丁，每次 150 mg，每天2 次，口服。②西咪替丁，0.4～0.8 g/d，加入 0.9%氯化钠注射液，静脉滴注。③注射用奥美拉唑钠，每次 40 mg，每 12 小时静脉注射 1 次，连用3 天。还可用硫糖铝，每次 1 g，每天 4 次，口服；或氢氧化铝凝胶，每次 40～60 mL，每天 4 次，口服。若发生上消化道出血可用去甲肾上腺素 4～8 mg 加冰盐水 80～100 mL，每天4～6 次，口服；云南白药，每次 0.5 g，每天 4 次，口服。保守治疗无效时可在胃镜下止血，须注意呕血引起窒息，并补液或输血维持血容量。

4.心律失常

心房颤动常见,多见于病后前3天。心电图复极改变常导致易损期延长,易损期出现的期前收缩可导致室性心动过速或心室颤动。这可能是脑出血患者易发生猝死的主要原因。心律失常影响心排血量,降低脑灌注压,可加重原发脑病变,影响预后。应注意改善冠心病患者的心肌供血,给予常规抗心律失常治疗,及时纠正电解质紊乱,可试用β受体阻滞剂和钙通道阻滞剂治疗,维护心脏功能。

5.大便秘结

脑出血患者,由于卧床等原因,常会出现便秘。用力排便时腹压增高,从而使颅内压升高,可加重脑出血症状。便秘时腹胀不适,使患者烦躁不安,血压升高,亦可使病情加重,故脑出血患者便秘的护理十分重要。便秘可用甘油灌肠剂(支),患者侧卧位插入肛门内 6～10 cm,将药液缓慢注入直肠内 60 mL,5～10分钟即可排便;缓泻剂如酚酞 2 片,每晚口服,亦可服用中药番泻叶3～9 g。

6.稀释性低钠血症

又称血管升压素分泌异常综合征,10％的脑出血患者可发生。因血管升压素分泌减少,尿排钠增多,血钠降低,可加重脑水肿,每天应限制水摄入量在800～1 000 mL,补钠 9～12 g;宜缓慢纠正,以免导致脑桥中央髓鞘溶解症。另有脑耗盐综合征,是心钠素分泌过高导致低钠血症,应输液补钠治疗。

7.下肢深静脉血栓形成

急性脑卒中患者易并发下肢和瘫痪肢体深静脉血栓形成,患肢进行性水肿和发硬,肢体静脉血流图检查可确诊。勤翻身、被动活动或抬高瘫痪肢体可预防;治疗可用肝素钠5 000 U,静脉滴注,每天1次;或低分子量肝素,每次4 000 U,皮下注射,每疾2次。

(七)外科治疗

可挽救重症患者的生命及促进神经功能恢复,手术宜在发病后6～24小时内进行,预后直接与术前意识水平有关,昏迷患者通常手术效果不佳。

1.手术指征

(1)脑叶出血:患者清醒、无神经障碍和小血肿(<20 mL)者,不必手术,可密切观察和随访。患者意识障碍、大血肿和在CT片上有占位征,应手术。

(2)基底节和丘脑出血:大血肿、神经障碍者应手术。

(3)脑桥出血:原则上内科治疗。但对非高血压性脑桥出血如海绵状血管瘤,可手术治疗。

(4)小脑出血:血肿直径≥2 cm 者应手术,特别是合并脑积水、意识障碍、神经功能缺失和占位者。

2.手术禁忌证

(1)深昏迷患者(GCS 3~5 级)或去大脑强直。

(2)生命体征不稳定,如血压过高、高热、呼吸不规则,或有严重系统器质病变者。

(3)脑干出血。

(4)基底节或丘脑出血影响到脑干。

(5)病情发展急骤,发病数小时即深昏迷者。

3.常用手术方法

(1)小脑减压术:是高血压性小脑出血最重要的外科治疗,可挽救生命和逆转神经功能缺损,病程早期患者处于清醒状态时手术效果好。

(2)开颅血肿清除术:占位效应引起中线结构移位和初期脑疝时外科治疗可能有效。

(3)钻孔扩大骨窗血肿清除术。

(4)钻孔微创颅内血肿清除术。

(5)脑室出血脑室引流术。

(八)早期康复治疗

原则上应尽早开始。在神经系统症状不再进展,没有严重精神、行为异常,生命体征稳定,没有严重的并发症时即可开始康复治疗的介入,但需注意康复方法的选择。早期康复治疗对恢复患者的神经功能,提高生活质量是十分有利的。早期对瘫痪肢体进行按摩及被动运动,开始有主动运动时即应根据康复要求按阶段进行训练,以促进神经功能恢复,避免出现关节挛缩、肌肉萎缩和骨质疏松;对失语患者需加强言语康复训练。

(九)加强护理,防治并发症

常见的并发症有肺部感染、上消化道出血、吞咽困难和水电解质紊乱、下肢静脉血栓形成、肺栓塞、肺水肿、冠状动脉性疾病和心肌梗死、心脏损伤、痫性发作等。脑出血预后与急性期护理有直接关系,合理的护理措施十分重要。

1.体位

头部抬高 15°~30°,既能保持脑血流量,又能保持呼吸道通畅。切忌无枕仰卧。凡意识障碍患者宜采用侧卧位,头稍前屈,以利口腔分泌物流出。

2.饮食与营养

营养不良是脑出血患者常见的易被忽视的并发症,应充分重视。重症意识障碍患者急性期应禁食1～2天,静脉补给足够能量与维生素,发病48小时后若无活动性消化道出血,可鼻饲流质饮食,应考虑营养合理搭配与平衡。患者意识转清、咳嗽反射良好、能吞咽时可停止鼻饲,应注意喂食时宜取45°半卧位,食物宜做成糊状,流质饮料均应选用茶匙喂食,喂食出现呛咳可拍背。

3.呼吸道护理

脑出血患者应保持呼吸道通畅和足够通气量,意识障碍或脑干功能障碍患者应行气管插管,指征是 $PaO_2 < 8.0$ kPa(60 mmHg)、$PaCO_2 > 6.7$ kPa(50 mmHg)或有误吸危险者。鼓励勤翻身、拍背,鼓励患者尽量咳嗽,咳嗽无力痰多时可超声雾化治疗,呼吸困难、呼吸道痰液多、经鼻抽吸困难者可考虑气管切开。

4.压疮的防治与护理

昏迷或完全性瘫痪患者易发生压疮,预防措施包括定时翻身,保持皮肤干燥清洁,在骶部、足跟及骨隆起处加垫气圈,经常按摩皮肤及活动瘫痪肢体促进血液循环,皮肤发红可用70%乙醇溶液或温水清洗,涂以3.5%安息香酊。

七、预后与预防

(一)预后

脑出血的预后与出血量、部位、病因及全身状况等有关。脑干、丘脑及大量脑室出血预后差。脑水肿、颅内压增高及脑疝、并发症及脑-内脏(脑-心、脑-肺、脑-肾、脑-胃肠)综合征是致死的主要原因。早期多死于脑疝,晚期多死于中枢性衰竭、肺炎和再出血等继发性并发症。影响本病的预后因素:①年龄较大;②昏迷时间长和程度深;③严重的颅内压增高和脑水肿;④反复多次出血和出血量大;⑤小脑、脑干出血;⑥神经体征严重;⑦出血灶多和生命体征不稳定;⑧伴癫痫发作、去大脑皮质强直或去大脑强直;⑨伴有脑-内脏联合损害;⑩合并代谢性酸中毒、代谢障碍或电解质紊乱者,预后差。及时给予正确的中西医结合治疗和内外科治疗,可大大改善预后,减少死亡率和致残率。

(二)预防

总的原则是定期体检,早发现、早预防、早治疗。脑出血是多危险因素所致的疾病。研究证明,高血压是最重要的独立危险因素,心脏病、糖尿病是肯定的危险因素。多种危险因素之间存在错综复杂的相关性,它们互相渗透、互相作用、互为因果,从而增加了脑出血的危险性,也给预防和治疗带来困难。目前,我国仍存在对高血压知晓率低、用药治疗率低和控制率低等"三低"现象,恰与我国脑卒中患病率高、致残率高和死亡率高等"三高"现象形成鲜明对比。因此,加强高血压的防治宣传教育是非常必要的。在高血压治疗中,轻型高血压可选用尼群地平和吲达帕胺,对其他类型的高血压则应根据病情选用钙通道阻滞剂、β-受体阻滞剂、血管紧张素转化酶抑制剂(ACEI)、利尿剂等联合治疗。

有些危险因素是先天决定的,而且是难以改变甚至不能改变的(如年龄、性别);有些危险因素是环境造成的,很容易预防(如感染);有些是人们生活行为的方式,是完全可以控制的(如抽烟、酗酒);还有些疾病常常是可治疗的(如高血压)。虽然大部分高血压患者都接受过降压治疗,但规范性、持续性差,这样非但没有起到降低血压、预防脑出血的作用,反而使血压忽高忽低,易于引发脑出血。所以控制血压除进一步普及治疗外,重点应放在正确的治疗方法上。预防工作不可简单、单一化,要采取突出重点、顾及全面的综合性预防措施,才能有效地降低脑出血的发病率、病死率和复发率。

除针对危险因素进行预防外,日常生活中须注意经常锻炼、戒烟酒,合理饮食,调理情绪。饮食上提倡"五高三低",即高蛋白质、高钾、高钙、高纤维素、高维生素及低盐、低糖、低脂。锻炼要因人而异,方法灵活多样,强度不宜过大,避免激烈运动。

第二节　蛛网膜下腔出血

蛛网膜下腔出血(subarachnoid hemorrhage,SAH)是指脑表面或脑底部的血管自发破裂,血液流入蛛网膜下腔,伴或不伴颅内其他部位出血的一种急性脑血管疾病。本病可分为原发性、继发性和外伤性。原发性 SAH 是指脑表面或脑底部的血管破裂出血,血液直接或基本直接流入蛛网膜下腔所致,称特发性蛛网膜下腔出血或自发性蛛网膜下腔出血(idiopathic subarachnoid hemorrhage,ISAH),占急性脑血管疾病的 15% 左右,是神经科常见急症之一;继发性 SAH 则为脑实质内、脑室、硬脑膜外或硬脑膜下的血管破裂出血,血液穿破脑组织进入脑室或蛛网膜下腔者;外伤引起的概称外伤性 SAH,常伴发于脑挫裂伤。

SAH 临床表现为急骤起病的剧烈头痛、呕吐、精神或意识障碍、脑膜刺激征和血性脑脊液。SAH 的年发病率世界各国各不相同,中国约为 5/10 万,美国为 6/10 万～16/10 万,德国约为 10/10 万,芬兰约为 25/10 万,日本约为 25/10 万。

一、病因与发病机制

(一)病因

SAH 的病因很多,以动脉瘤为最常见,包括先天性动脉瘤、高血压动脉硬化性动脉瘤、夹层动脉瘤和感染性动脉瘤等,其他如脑血管畸形、脑底异常血管网、结缔组织病、脑血管炎等。75%～85%的非外伤性 SAH 患者为颅内动脉瘤破裂出血,其中,先天性动脉瘤发病多见于中青年;高血压动脉硬化性动脉瘤为梭形动脉瘤,约占 13%,多见于老年人。脑血管畸形占第 2 位,以动静脉畸形最常见,约占 15%,常见于青壮年。其他如烟雾病、感染性动脉瘤、颅内肿瘤、结缔组织病、垂体卒中、脑血管炎、血液病及凝血障碍性疾病、妊娠并发症等均可引起SAH。近年发现约 15%的 ISAH 患者病因不清,即使 DSA 检查也未能发现SAH 的病因。

1.动脉瘤

近年来,对先天性动脉瘤与分子遗传学的多个研究支持Ⅰ型胶原蛋白 α_2 链基因($COLIA_2$)和弹力蛋白基因(FLN)是先天性动脉瘤最大的候补基因。颅内动脉瘤好发于 Willis 环及其主要分支的血管分叉处,其中位于前循环颈内动脉系统者约占 85%,位于后循环基底动脉系统者约占 15%。对此类动脉瘤的研究证实,血管壁的最大压力来自沿血流方向上的血管分叉处的尖部。随着年龄增长,在血压增高、动脉瘤增大,更由于血流涡流冲击和各种危险因素的综合因素作用下,出血的可能性也随之增大。颅内动脉瘤体积的大小与有无蛛网膜下腔出血相关,直径<3 mm 的动脉瘤,SAH 的风险小;直径>5 mm 的动脉瘤,SAH 的风险高。对于未破裂的动脉瘤,每年发生动脉瘤破裂出血的危险性介于1%～2%。曾经破裂过的动脉瘤有更高的再出血率。

2.脑血管畸形

以动静脉畸形最常见,且 90%以上位于小脑幕上。脑血管畸形是胚胎发育异常形成的畸形血管团,血管壁薄,在有危险因素的条件下易诱发出血。

3.高血压动脉硬化性动脉瘤

长期高血压动脉粥样硬化导致脑血管弯曲多,侧支循环多,管径粗细不均,且脑内动脉缺乏外弹力层,在血压增高、血流涡流冲击等因素影响下,管壁薄弱的部分逐渐向外膨胀形成囊状动脉瘤,极易破裂出血。

4.其他病因

动脉炎或颅内炎症可引起血管破裂出血,肿瘤可直接侵袭血管导致出血。脑底异常血管网形成后可并发动脉瘤,一旦破裂出血可导致反复发生的脑实质内出血或 SAH。

(二)发病机制

蛛网膜下腔出血后,血液流入蛛网膜下腔淤积在血管破裂相应的脑沟和脑池中,并可下流至脊髓蛛网膜下腔,甚至逆流至第四脑室和侧脑室,引起一系列变化,主要包括以下几种。

1.颅内容积增加

血液流入蛛网膜下腔使颅内容积增加,引起颅内压增高,血液流入量大者可诱发脑疝。

2.化学性脑膜炎

血液流入蛛网膜下腔后直接刺激血管,使白细胞崩解释放各种炎症介质。

3.血管活性物质释放

血液流入蛛网膜下腔后,血细胞破坏产生各种血管活性物质(氧合血红蛋白、5-羟色胺、血栓烷 A_2、肾上腺素、去甲肾上腺素)刺激血管和脑膜,使脑血管发生痉挛和蛛网膜颗粒粘连。

4.脑积水

血液流入蛛网膜下腔在颅底或逆流入脑室发生凝固,造成脑脊液回流受阻引起急性阻塞性脑积水和颅内压增高;部分红细胞随脑脊液流入蛛网膜颗粒并溶解,使其阻塞,引起脑脊液吸收减慢,最后产生交通性脑积水。

5.下丘脑功能紊乱

血液及其代谢产物直接刺激下丘脑引起神经内分泌紊乱,引起发热、血糖含量增高、应激性溃疡、肺水肿等。

6.心脑综合征

急性高颅压或血液直接刺激下丘脑、脑干,导致自主神经功能亢进,引起急性心肌缺血、心律失常等。

二、病理

肉眼可见脑表面呈紫红色,覆盖有薄层血凝块;脑底部的脑池、脑桥小脑三角及小脑延髓池等处可见更明显的血块沉积,甚至可将颅底的血管、神经埋没。

血液可穿破脑底面进入第三脑室和侧脑室。脑底大量积血或脑室内积血可影响脑脊液循环出现脑积水,约 5% 的患者,由于部分红细胞随脑脊液流入蛛网膜颗粒并使其堵塞,引起脑脊液吸收减慢而产生交通性脑积水。蛛网膜及软膜增厚、色素沉着,脑与神经、血管间发生粘连。脑脊液呈血性。血液在蛛网膜下腔的分布,以出血量和范围分为弥散型和局限型。前者出血量较多,穹隆面与基底面蛛网膜下腔均有血液沉积;后者血液则仅存于脑底池。40%～60% 的脑标本并发脑内出血。出血的次数越多,并发脑内出血的比例越大。并发脑内出血的发生率第 1 次约39.6%,第 2 次约 55%,第 3 次达 100%。出血部位随动脉瘤的部位而定。动脉瘤好发于 Willis 环的血管上,尤其是动脉分叉处,可单发或多发。

三、临床表现

SAH 发生于任何年龄,发病高峰多在 30～60 岁;50 岁后,ISAH 的危险性有随年龄的增加而升高的趋势。男女在不同的年龄段发病不同,10 岁前男性的发病率较高,男女比为 4：1;40～50 岁时,男女发病相等;70～80 岁时,男女发病率之比高达 1：10。临床主要表现为剧烈头痛、脑膜刺激征阳性、血性脑脊液。在严重病例中,患者可出现意识障碍,从嗜睡至昏迷不等。

(一)症状与体征

1.先兆及诱因

先兆通常是不典型头痛或颈部僵硬,部分患者有病侧眼眶痛、轻微头痛、动眼神经麻痹等表现,主要由少量出血造成;70% 的患者存在上述症状数天或数周后出现严重出血,但绝大部分患者起病急骤,无明显先兆。常见诱因有过量饮酒、情绪激动、精神紧张、剧烈活动、用力状态等,这些诱因均能增加 ISAH 的风险性。

2.一般表现

出血量大者,当天体温即可升高,可能与下丘脑受影响有关;多数患者于2～3 天后体温升高,多属于吸收热;SAH 后患者血压增高,1～2 周病情趋于稳定后逐渐恢复病前血压。

3.神经系统表现

绝大部分患者有突发持续性剧烈头痛。头痛位于前额、枕部或全头,可扩散至颈、腰背部;常伴有恶心、呕吐。呕吐可反复出现,由颅内压急骤升高和血液直接刺激呕吐中枢所致。如呕吐物为咖啡色样胃内容物则提示上消化道出血,预后不良。头痛部位各异,轻重不等,部分患者类似眼肌麻痹型偏头痛。有48%～81%的患者可出现不同程度的意识障碍,轻者嗜睡,重者昏迷,多逐渐加深。意识障碍的程度、持续时间及意识恢复的可能性均与出血量、出血部位及有无再出血有关。

部分患者以精神症状为首发或主要的临床症状,常表现为兴奋、躁动不安、定向障碍,甚至谵妄和错乱;少数可出现迟钝、淡漠、抗拒等。精神症状可由大脑前动脉或前交通动脉附近的动脉瘤破裂引起,大多在病后 1～5 天出现,但多数在数周内自行恢复。癫痫发作较少见,多发生在出血时或出血后的急性期,国外发生率为 6.0%～26.1%,国内资料为 10.0%～18.3%。在一项 SAH 的大宗病例报道中,大约有 15%的动脉瘤性 SAH 表现为癫痫。癫痫可为局限性抽搐或全身强直-阵挛性发作,多见于脑血管畸形引起者,出血部位多在天幕上,多由于血液刺激大脑皮质所致,患者有反复发作倾向。部分患者由于血液流入脊髓蛛网膜下腔可出现神经根刺激症状,如腰背痛。

4.神经系统体征

(1)脑膜刺激征:为 SAH 的特征性体征,包括头痛、颈强直、Kernig 征和 Brudzinski 征阳性。常于起病后数小时至 6 天内出现,持续 3～4 周。颈强直发生率最高(6%～100%)。另外,应当注意临床上有少数患者可无脑膜刺激征,如老年患者,可能因蛛网膜下腔扩大等老年性改变和痛觉不敏感等因素,往往使脑膜刺激征不明显,但意识障碍仍可较明显,老年人的意识障碍可达 90%。

(2)脑神经损害:以第Ⅱ、Ⅲ对脑神经最常见,其次为第Ⅴ、Ⅵ、Ⅶ、Ⅷ对脑神经,主要由于未破裂的动脉瘤压迫或破裂后的渗血、颅内压增高等直接或间接损害引起。少数患者有一过性肢体单瘫、偏瘫、失语,早期出现者多因出血破入脑实质和脑水肿所致;晚期多由于迟发性脑血管痉挛引起。

(3)眼症状:SAH 的患者中,17%有玻璃体膜下出血,7%～35%有视盘水肿。视网膜下出血及玻璃体下出血是诊断 SAH 有特征性的体征。

(4)局灶性神经功能缺失:如有局灶性神经功能缺失有助于判断病变部位,如突发头痛伴眼睑下垂者,应考虑载瘤动脉可能是后交通动脉或小脑上动脉。

(二)SAH 并发症

1.再出血

在脑血管疾病中,最易发生再出血的疾病是 SAH,国内文献报道再出血率为 24%左右。再出血临床表现严重,病死率远远高于第 1 次出血,一般发生在第 1 次出血后 10～14 天,2 周内再发生率占再发病例的 54%～80%。近期再出血病死率为 41%～46%,甚至更高。再发出血多因动脉瘤破裂所致,通常在病情稳定的情况下,突然头痛加剧、呕吐、癫痫发作,并迅速陷入深昏迷,瞳孔散大,对光反射消失,呼吸困难甚至停止。神经定位体征加重或脑膜刺激征明显加重。

2.脑血管痉挛

脑血管痉挛(CVS)是 SAH 发生后出现的迟发性大、小动脉的痉挛狭窄,以后者更多见。典型的血管痉挛发生在出血后 3～5 天,于 5～10 天达高峰,2～3 周逐渐缓解。在大多数研究中,血管痉挛发生率在 25%～30%。早期可逆性 CVS 多在蛛网膜下腔出血后30 分钟内发生,表现为短暂的意识障碍和神经功能缺失。70% 的 CVS 在蛛网膜下腔出血后 1～2 周内发生,尽管及时干预治疗,但仍有约 50% 有症状的 CVS 患者将会进一步发展为脑梗死。因此,CVS 的治疗关键在预防。血管痉挛发作的临床表现通常是头痛加重或意识状态下降,除发热和脑膜刺激征外,也可表现局灶性的神经功能损害体征,但不常见。尽管导致血管痉挛的许多潜在危险因素已经确定,但 CT 扫描所见的蛛网膜下腔出血的数量和部位是最主要的危险因素。基底池内有厚层血块的患者比仅有少量出血的患者更容易发展为血管痉挛。虽然国内外均有大量的临床观察和试验数据,但是 CVS 的机制仍不确定。蛛网膜下腔出血本身或其降解产物中的一种或多种成分可能是导致 CVS 的原因。

CVS 的检查常选择经颅多普勒超声(TCD)和数字减影血管造影(DSA)检查。TCD 有助于血管痉挛的诊断。TCD 血液流速峰值大于 200 cm/s 和/或平均流速大于 120 cm/s 时能很好地与血管造影显示的严重血管痉挛相符。值得提出的是,TCD 只能测定颅内血管系统中特定深度的血管段。测得数值的准确性在一定程度上依赖于超声检查者的经验。动脉插管血管造影诊断 CVS 较 TCD 更为敏感。CVS 患者行血管造影的价值不仅用于诊断,更重要的目的是血管内治疗。动脉插管血管造影为有创检查,价格较昂贵。

3.脑积水

大约 25% 的动脉瘤性蛛网膜下腔出血患者由于出血量大、速度快,血液大量涌入第三脑室、第四脑室并凝固,使第四脑室的外侧孔和正中孔受阻,可引起急性梗阻性脑积水,导致颅内压急剧升高,甚至出现脑疝而死亡。急性脑积水常发生于起病数小时至 2 周内,多数患者在 1～2 天内意识障碍呈进行性加重,神经症状迅速恶化,生命体征不稳定,瞳孔散大。颅脑 CT 检查可发现阻塞上方的脑室明显扩大等脑室系统有梗阻表现,此类患者应迅速进行脑室引流术。慢性脑积水是 SAH 后 3 周至 1 年内发生的脑积水,原因可能为蛛网膜下腔出血刺激脑膜,引起无菌性炎症反应形成粘连,阻塞蛛网膜下腔及蛛网膜绒毛而影响脑脊液的吸收与回流,以脑脊液吸收障碍为主,病理切片可见蛛网膜增厚纤维变性,室管膜破坏及脑室周围脱髓鞘改变。Johnston 认为脑脊液的吸收与蛛网膜下腔和上矢状窦的压力差以及蛛网膜绒毛颗粒的阻力有关。当脑外伤后颅内压增高时,上矢状窦的压力随之升高,使蛛网膜下腔和上矢状窦的压力差变小,从而使蛛网膜绒毛微小管系统受压甚至关闭,直接影响脑脊液的吸收。由于脑脊液的积蓄造成脑室内静水压升高,致使脑室进行性扩大。因此,慢性脑积水的初期,患者的颅内压是高于正常的,及至脑室扩大到一定程度之后,由于加大了吸收面,才渐使颅内压下降至正常范围,故临床上称之为正常颅压脑积水。但由于脑脊液的静水压已超过脑室壁所能承受的压力,使脑室不断继续扩大、脑萎缩加重而致进行性痴呆。

4.自主神经及内脏功能障碍

常因下丘脑受出血、脑血管痉挛和颅内压增高的损伤所致,临床可并发心肌缺血或心肌梗死、急性肺水肿、应激性溃疡。这些并发症被认为是由于交感神经过度活跃或迷走神经张力过高所致。

5.低钠血症

尤其是重症 SAH 常影响下丘脑功能,而导致有关水盐代谢激素的分泌异常。目前,关于低钠血症发生的病因有两种机制,即血管升压素分泌异常综合征和脑性耗盐综合征。

血管升压素分泌异常综合征理论是 1957 年由 Bartter 等提出的,该理论认为,低钠血症产生的原因是各种创伤性刺激作用于下丘脑,引起血管升压素(ADH)分泌过多,或血管升压素渗透性调节异常,丧失了低渗对 ADH 分泌的抑制作用,而出现持续性 ADH 分泌。肾脏远曲小管和集合管重吸收水分的作用增强,引起水潴留、血钠被稀释及细胞外液增加等一系列病理生理变化。同时,促肾上腺皮质激素(ACTH)相对分泌不足,血浆 ACTH 降低,醛固酮分泌减少,肾小管排钾保钠功能下降,尿钠排出增多。细胞外液增加和尿、钠丢失的后果是血浆渗透压下降和稀释性低血钠,尿渗透压高于血渗透压,低钠而无脱水,中心静脉压增高的一种综合征。若进一步发展,将导致水分从细胞外向细胞内转移、细胞水肿及代谢功能异常。当血钠＜120 mmol/L 时,可出现恶心、呕吐、头痛;当血钠＜110 mmol/L 时可发生嗜睡、躁动、谵语、肌张力低下、腱反射减弱或消失甚至昏迷。

但 20 世纪 70 年代末以来,越来越多的学者发现,发生低钠血症时,患者多伴有尿量增多和尿钠排泄量增多,而血中 ADH 并无明显增加。这使得脑性耗盐综合征的概念逐渐被接受。SAH 时,脑性耗盐综合征的发生可能与脑钠肽(BNP)的作用有关。下丘脑受损时可释放出 BNP,脑血管痉挛也可使 BNP 升高。BNP 的生物效应类似心房钠尿肽(ANP),有较强的利钠和利尿反应。脑性耗盐综合征时可出现厌食、恶心、呕吐、无力、直立性低血压、皮肤无弹性、眼球内陷、心率增快等表现。诊断依据:细胞外液减少,负钠平衡,水摄入与排出率<1,肺动脉楔压<1.1 kPa(8 mmHg),中央静脉压<0.8 kPa(6 mmHg),体重减轻。有学者提出,每天对脑性耗盐综合征患者定时测体重和中央静脉压是诊断脑性耗盐综合征和鉴别血管升压素分泌异常综合征最简单和实用的方法。

四、辅助检查

(一)脑脊液检查

目前,脑脊液(CSF)检查尚不能被 CT 检查所完全取代。由于腰椎穿刺(LP)有诱发再出血和脑疝的风险,在无条件行 CT 检查和病情允许的情况下,或颅脑 CT 所见可疑时才可考虑谨慎施行 LP 检查。均匀一致的血性脑脊液是诊断 SAH 的金标准,脑脊液压力增高,蛋白含量增高,糖和氯化物水平正常。起初脑脊液中红、白细胞比例与外周血基本一致(700:1),12 小时后脑脊液开始变黄,2~3 天后因出现无菌性炎症反应,白细胞计数可增加,初为中性粒细胞,后为单核细胞和淋巴细胞。LP 阳性结果与穿刺损伤出血的鉴别很重要。通常是通过连续观察试管内红细胞计数逐渐减少的三管试验来证实,但采用脑脊液离心检查上清液黄变及匿血反应是更灵敏的诊断方法。脑脊液细胞学检查可见巨噬细胞内吞噬红细胞及碎片,有助于鉴别。

(二)颅脑 CT 检查

CT 检查是诊断蛛网膜下腔出血的首选常规检查方法。急性期颅脑 CT 检查快速、敏感,不但可早期确诊,还可判定出血部位、出血量、血液分布范围及动态观察病情进展和有无再出血迹象。急性期 CT 表现为脑池、脑沟及蛛网膜下腔呈高密度改变,尤以脑池局部积血有定位价值,但确定出血动脉及病变性质仍需借助于数字减影血管造影(DSA)检查。发病距 CT 检查的时间越短,显示蛛网膜下腔出血病灶部位的积血越清楚。Adams 观察发病当天 CT 检查显示阳性率为 95%,1 天后降至 90%,5 天后降至 80%,7 天后降至 50%。CT 显示蛛网膜下腔高密度出血征象,多见于大脑外侧裂池、前纵裂池、后纵裂池、鞍上池、和环池等。CT 增强扫描可能显示大的动脉瘤和血管畸形。须注意 CT 阴性并不能绝对排除 SAH。

部分学者依据 CT 扫描并结合动脉瘤好发部位推测动脉瘤的发生部位,如蛛网膜下腔出血以鞍上池为中心呈不对称向外扩展,提示颈内动脉瘤;外侧裂池基底部积血提示大脑中动脉瘤;前纵裂池基底部积血提示前交通动脉瘤;出血以脚间池为中心向前纵裂池和后纵裂池基底部扩散,提示基底动脉瘤。CT 显示弥漫性出血或局限于前部的出血发生再出血的风险较大,应尽早行 DSA 检查确定动脉瘤部位并早期手术。MRA 作为初筛工具具有无创、无风险的特点,但敏感性不如 DSA 检查高。

(三)数字减影血管造影

确诊 SAH 后应尽早行数字减影血管造影(DSA)检查,以确定动脉瘤的部位、大小、形状、数量、侧支循环和脑血管痉挛等情况,并可协助除外其他病因如动静脉畸形、烟雾病和炎性血管瘤等。大且不规则、分成小腔(为责任动脉瘤典型的特点)的动脉瘤可能是出血的动脉瘤。如发病之初脑血管造影未发现病灶,应在发病 1 个月后复查脑血管造影,可能会有新发现。DSA 可显示 80% 的动脉瘤及几乎 100% 的血管畸形,而且对发现继发性脑血管痉挛有帮助。脑动脉瘤大多数在 2~3 周内再次破裂出血,尤以病后 6~8 天为高峰,因此对动脉瘤应早检查、早期手术治疗,如在发病后 2~3 天内,脑水肿尚未达到高峰时进行手术则手术并发症少。

(四)MRI 检查

MRI 对蛛网膜下腔出血的敏感性不及 CT。急性期 MRI 检查还可能诱发再出血。但 MRI 可检出脑干隐匿性血管畸形;对直径 3~5 mm 的动脉瘤检出率可达 84%~100%,而由于空间分辨率较差,不能清晰显示动脉瘤颈和载瘤动脉,仍需行 DSA 检查。

(五)其他检查

心电图可显示 T 波倒置、QT 间期延长、出现高大 U 波等异常;血常规、凝血功能和肝功能检查可排除凝血功能异常方面的出血原因。

五、诊断与鉴别诊断

(一)诊断

根据以下临床特点,诊断 SAH 一般并不困难,如突然起病,主要症状为剧烈头痛,伴呕吐;可有不同程度的意识障碍和精神症状,脑膜刺激征明显,少数伴有脑神经及轻偏瘫等局灶症状;辅助检查 LP 为血性脑脊液,脑 CT 所显示的出血部位有助于判断动脉瘤。

临床分级:一般采用 Hunt-Hess 分级法(表 1-1)或世界神经外科联盟(WFNS)分级。前者主要用于动脉瘤引起 SAH 的手术适应证及预后判断的参考,Ⅰ～Ⅲ级应尽早行 DSA,积极术前准备,争取尽早手术;对Ⅳ～Ⅴ级先行血块清除术,待症状改善后再行动脉瘤手术。后者根据格拉斯哥昏迷评分和有无运动障碍进行分级(表 1-2),即Ⅰ级的 SAH 患者很少发生局灶性神经功能缺损;GCS≤12 分(Ⅳ～Ⅴ级)的患者,不论是否存在局灶神经功能缺损,并不影响其预后判断;对于 GCS 13～14 分(Ⅱ～Ⅲ级)的患者,局灶神经功能缺损是判断预后的补充条件。

表 1-1　Hunt-Hess 分级法(1968 年)

分级	标准
0 级	未破裂动脉瘤
Ⅰ级	无症状或轻微头痛
Ⅱ级	中-重度头痛、脑膜刺激征、脑神经麻痹
Ⅲ级	嗜睡、意识混浊、轻度局灶性神经体征
Ⅳ级	昏迷、中或重度偏瘫,有早期去大脑强直或自主神经功能紊乱
Ⅴ级	深昏迷,去大脑强直,濒死状态

注:凡有高血压、糖尿病、高度动脉粥样硬化、慢性肺部疾病等全身性疾病,或 DSA 呈现高度脑血管痉挛的病例,则向恶化阶段提高 1 级。

表 1-2　WFNS 的 SAH 分级(1988 年)

分级	GCS	运动障碍
Ⅰ级	15	无
Ⅱ级	14～13	无
Ⅲ级	14～13	有局灶性体征
Ⅳ级	12～7	有或无
Ⅴ级	6～3	有或无

注:GCS 为格拉斯哥昏迷评分。

(二)鉴别诊断

1.脑出血

脑出血深昏迷时与 SAH 不易鉴别,但脑出血多有局灶性神经功能缺失体征,如偏瘫、失语等,患者多有高血压病史。仔细的神经系统检查及脑 CT 检查有助于鉴别诊断。

2.颅内感染

发病较 SAH 缓慢。各类脑膜炎起病初均先有高热,脑脊液呈炎性改变而有别于 SAH。进一步脑影像学检查,脑沟、脑池无密度增高影改变。脑炎临床表现为发热、精神症状、抽搐和意识障碍,且脑脊液多正常或只有轻度白细胞数增高,只有脑膜出血时才表现为血性脑脊液;脑 CT 检查有助于鉴别诊断。

3.瘤卒中

依靠详细病史(如有慢性头痛、恶心、呕吐等)、体征和脑 CT 检查可以鉴别。

六、治疗

主要治疗原则:①控制继续出血,预防及解除血管痉挛,去除病因,防治再出血,尽早采取措施预防、控制各种并发症;②掌握时机尽早行 DSA 检查,如发现动脉瘤及动静脉畸形,应尽早行血管介入、手术治疗。

(一)一般处理

绝对卧床护理4～6周,避免情绪激动和用力排便,防治剧烈咳嗽,烦躁不安时适当应用止咳剂、镇静剂;稳定血压,控制癫痫发作。对于血性脑脊液伴脑室扩大者,必要时可行脑室穿刺和体外引流,但应掌握引流速度要缓慢。发病后应密切观察 GCS 评分,注意心电图变化,动态观察局灶性神经体征变化和进行脑功能监测。

(二)防止再出血

二次出血是本病的常见现象,故积极进行药物干预对防治再出血十分必要。蛛网膜下腔出血急性期脑脊液纤维素溶解系统活性增高,第2周开始下降,第3周后恢复正常。因此,选用抗纤维蛋白溶解药物抑制纤溶酶原的形成,具有防治再出血的作用。

1.6-氨基己酸

为纤维蛋白溶解抑制剂,可阻止动脉瘤破裂处凝血块的溶解,又可预防再破裂和缓解脑血管痉挛。每次8～12 g加入10%葡萄糖注射液500 mL中静脉滴注,每天2次。

2.氨甲苯酸

又称抗血纤溶芳酸,能抑制纤溶酶原的激活因子,每次200～400 mg,溶于葡萄糖注射液或0.9%氯化钠注射液20 mL中缓慢静脉注射,每天2次。

3.氨甲环酸

为氨甲苯酸的衍化物,抗血纤维蛋白溶酶的效价强于前两种药物,每次250～500 mg加入5%葡萄糖注射液250～500 mL中静脉滴注,每天1～2次。

但近年的一些研究显示抗纤溶药虽有一定的防止再出血作用,但同时增加了缺血事件的发生,因此不推荐常规使用此类药物,除非凝血障碍所致出血时可考虑应用。

(三)降颅压治疗

蛛网膜下腔出血可引起颅内压升高、脑水肿,严重者可出现脑疝,应积极进行脱水降颅压治疗,主要选用20%甘露醇静脉滴注,每次125～250 mL,2～4次/天;呋塞米,每次20～80 mg,2～4次/天;清蛋白10～20 g/d,静脉滴注。药物治疗效果不佳或疑有早期脑疝时,可考虑脑室引流或颞肌下减压术。

(四)防治脑血管痉挛及迟发性缺血性神经功能缺损

目前认为脑血管痉挛引起迟发性缺血性神经功能缺损(delayed ischemic neurologic deficit,DIND)是动脉瘤性SAH最常见的死亡和致残原因。钙通道阻滞剂可选择性作用于脑血管平滑肌,减轻脑血管痉挛和DIND。常用尼莫地平,每天10 mg(50 mL),以每小时2.5～5.0 mL速度泵入或缓慢静脉滴注,5～14天为1个疗程;也可选择尼莫地平,每次40 mg,每天3次,口服。国外报道高血压-高血容量-血液稀释(hypertension-hypervolemia-hemodilution,3H)疗法可使大约70%的患者临床症状得到改善。有数个报道认为与以往相比,"3H"疗法能够明显改善患者预后。增加循环血容量,提高平均动脉压(MAP),降低血细胞比容(HCT)至30%～50%,被认为能够使脑灌注达到最优化。3H疗法必须排除已存在脑梗死、高颅压,并已夹闭动脉瘤后才能应用。

(五)防治急性脑积水

急性脑积水常发生于病后1周内,发生率为9%～27%。急性阻塞性脑积水患者脑CT显示脑室急速进行性扩大,意识障碍加重,有效的疗法是行脑室穿刺引流和冲洗。但应注意防止脑脊液引流过度,维持颅内压在2.0～4.0 kPa(15～30 mmHg),因过度引流会突然发生再出血。长期脑室引流要注意继发感染(脑炎、脑膜炎),感染率为5%～10%。同时常规应用抗生素防治感染。

(六)低钠血症的治疗

SIADH的治疗原则主要是纠正低血钠和防止体液容量过多。可限制液体摄入量,1天摄入500～1 000 mL,使体内水分处于负平衡以减少体液过多与尿

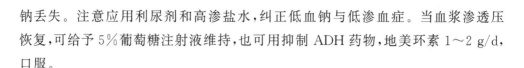

钠丢失。注意应用利尿剂和高渗盐水,纠正低血钠与低渗血症。当血浆渗透压恢复,可给予5％葡萄糖注射液维持,也可用抑制 ADH 药物,地美环素 1～2 g/d,口服。

CSWS 的治疗主要是维持正常水盐平衡,给予补液治疗。可静脉或口服等渗或高渗盐液,根据低钠血症的严重程度和患者耐受程度单独或联合应用。高渗盐液补液速度以每小时0.7 mmol/L,24 小时＜20 mmol/L 为宜。如果纠正低钠血症速度过快可导致脑桥脱髓鞘病,应予特别注意。

(七)外科治疗

经造影证实有动脉瘤或动静脉畸形者,应争取手术或介入治疗,根除病因防止再出血。

1.显微外科

夹闭颅内破裂的动脉瘤是消除病变并防止再出血的最好方法,而且动脉瘤被夹闭,继发性血管痉挛就能得到积极有效的治疗。一般认为 Hunt-Hess 分级Ⅰ～Ⅱ级的患者应在发病后 48～72 小时内早期手术。应用现代技术,早期手术已经不再难以克服。一些神经血管中心富有经验的医师已经建议给低评分的患者早期手术,只要患者的血流动力学稳定,颅内压得以控制即可。对于神经状况分级很差和/或伴有其他内科情况,手术应该延期。对于病情不太稳定、不能承受早期手术的患者,可选择血管内治疗。

2.血管内治疗

选择适合的患者行血管内放置 Guglielmi 可脱式弹簧圈,已经被证实是一种安全的治疗手段。近年来,一般认为治疗指征为手术风险大或手术治疗困难的动脉瘤。

七、预后与预防

(一)预后

临床常采用 Hunt 和 Kosnik 修改的 Botterell 的分级方案,对预后判断有帮助。Ⅰ～Ⅱ级患者预后佳,Ⅳ～Ⅴ级患者预后差,Ⅲ级患者介于两者之间。

首次蛛网膜下腔出血的死亡率为 10％～25％。死亡率随着再出血递增。再出血和脑血管痉挛是导致死亡和致残的主要原因。蛛网膜下腔出血的预后与病因、年龄、动脉瘤的部位、瘤体大小、出血量、有无并发症、手术时机选择及处置是否及时、得当有关。

(二)预防

蛛网膜下腔出血病情常较危重,死亡率较高,尽管不能从根本上达到预防目的,但对已知的病因应及早积极对因治疗,如控制血压、戒烟、限酒,以及尽量避免剧烈运动、情绪激动、过劳、用力排便、剧烈咳嗽等;对于长期便秘的个体应采取辨证论治思路长期用药(如麻仁润肠丸、芪蓉润肠口服液、香砂枳术丸、越鞠保和丸等);情志因素常为本病的诱发因素,对于已经存在脑动脉瘤、动脉血管夹层或烟雾病的患者,保持情绪稳定至关重要。

不少尸检材料证实,患者生前曾患动脉瘤但未曾破裂出血,说明存在危险因素并不一定完全会出血,预防动脉瘤破裂有着非常重要的意义。应当强调的是,蛛网膜下腔出血常在首次出血后 2 周再次发生出血且常常危及生命,故对已出血患者积极采取有效措施进行整体调节并及时给予恰当的对症治疗,对预防再次出血至关重要。

第三节　短暂性脑缺血发作

短暂性脑缺血发作(transient ischemic attack,TIA)是指因脑血管病变引起的短暂性、局限性脑功能缺失或视网膜功能障碍。临床症状一般持续 10～20 分钟,多在 1 小时内缓解,最长不超过 24 小时,不遗留神经功能缺失症状,结构性影像学(CT、MRI)检查无责任病灶。凡临床症状持续超过 1 小时且神经影像学检查有明确病灶者不宜称为 TIA。

1975 年,曾将 TIA 定义限定为 24 小时,这是基于时间的定义。2002 年,美国 TIA 工作组提出了新的定义,即由于局部脑或视网膜缺血引起的短暂性神经功能缺损发作,典型临床症状持续不超过 1 小时,且无急性脑梗死的证据。TIA 新的基于组织学的定义以脑组织有无损伤为基础,更有利于临床医师及时进行评价,使急性脑缺血能得到迅速干预。

流行病学统计表明,15％的脑卒中患者曾发生过 TIA。不包括未就诊的患者,美国每年 TIA 发作人数估计为 20 万～50 万人。TIA 发生脑卒中率明显高于一般人群,TIA 后第 1 个月内发生脑梗死者占 4％～8％;1 年内 12％～13％;5 年内增至 24％～29％。TIA 患者发生脑卒中在第 1 年内较一般人群高 13～

16 倍,是最严重的"卒中预警"事件,也是治疗干预的最佳时机,频发 TIA 更应以急诊处理。

一、病因与发病机制

(一)病因

TIA 病因各有不同,主要是动脉粥样硬化和心源性栓子。多数学者认为微栓塞或血流动力学障碍是 TIA 发病的主要原因,90%左右的微栓子来源于心脏和动脉系统,动脉粥样硬化是50 岁以上患者 TIA 的最常见原因。

(二)发病机制

TIA 的真正发病机制至今尚未完全阐明。主要有血流动力学改变学说和微栓子学说。

1.血流动力学改变学说

TIA 的主要原因是血管本身病变。动脉粥样硬化造成大血管的严重狭窄,由于病变血管自身调节能力下降,当一些因素引起灌注压降低时,病变血管支配区域的血流就会显著下降,同时又可能存在全血黏度增高、红细胞变形能力下降和血小板功能亢进等血液流变学改变,促进了微循环障碍的发生,而使局部血管无法保持血流量的恒定,导致相应供血区域 TIA 的发生。血流动力学型 TIA 在大动脉严重狭窄基础上合并血压下降,导致远端一过性脑供血不足症状,当血压回升时症状可缓解。

2.微栓子学说

大动脉的不稳定粥样硬化斑块破裂,脱落的栓子随血流移动,阻塞远端动脉,随后栓子很快发生自溶,临床表现为一过性缺血发作。动脉的微栓子来源最常见的部位是颈内动脉系统。心源性栓子为微栓子的另一来源,多见于心房颤动、心瓣膜疾病及左心室血栓形成。

3.其他学说

脑动脉痉挛、受压学说,如脑血管受到各种刺激造成的痉挛或由于颈椎骨质增生压迫椎动脉造成缺血;颅外血管盗血学说,如锁骨下动脉严重狭窄,椎动脉脑血流逆行,导致颅内灌注不足等。

TIA 常见的危险因素包括高龄、高血压、抽烟、心脏病(冠心病、心律失常、充血性心力衰竭、心脏瓣膜病)、高血脂、糖尿病和糖耐量异常、肥胖、不健康饮食、体力活动过少、过度饮酒、口服避孕药或绝经后雌激素的应用、高同型半胱氨酸血症、抗心磷脂抗体综合征、蛋白 C/蛋白 S 缺乏症等。

二、病理

发生缺血部位的脑组织常无病理改变,但部分患者可见脑深部小动脉发生闭塞而形成的微小梗死灶,其直径常小于 1.5 mm。主动脉弓发出的大动脉、颈动脉可见动脉粥样硬化性改变、狭窄或闭塞。颅内动脉也可有动脉粥样硬化性改变,或可见动脉炎性浸润。另外可有颈动脉或椎动脉过长或扭曲。

三、临床表现

TIA 多发于老年人,男性多于女性。发病突然,恢复完全,不遗留神经功能缺损的症状和体征,多有反复发作的病史。持续时间短暂,一般为 10～15 分钟,颈内动脉系统平均为 14 分钟,椎-基底动脉系统平均为 8 分钟,每天可有数次发作,发作间期无神经系统症状及阳性体征。颈内动脉系统 TIA 与椎-基底动脉系统 TIA 相比,发作频率较少,但更容易进展为脑梗死。

TIA 神经功能缺损的临床表现依据受累的血管供血范围而不同,临床常见的神经功能缺损有以下两种。

(一)颈动脉系统 TIA

最常见的症状为对侧面部或肢体的一过性无力和感觉障碍、偏盲,偏侧肢体或单肢的发作性轻瘫最常见,通常以上肢和面部较重,优势半球受累可出现语言障碍。单眼视力障碍为颈内动脉系统 TIA 所特有,短暂的单眼黑蒙是颈内动脉分支——眼动脉缺血的特征性症状,表现为短暂性视物模糊、眼前灰暗感或云雾状。

(二)椎-基底动脉系统 TIA

常见症状为眩晕、头晕、平衡障碍、复视、构音障碍、吞咽困难、皮质性盲和视野缺损、共济失调、交叉性肢体瘫痪或感觉障碍。脑干网状结构缺血可能由于双下肢突然失张力,造成跌倒发作。颞叶、海马、边缘系统等部位缺血可能出现短暂性全面性遗忘症,表现为突发的一过性记忆丧失,时间、空间定向力障碍,患者有自知力,无意识障碍,对话、书写、计算能力保留,症状可持续数分钟至数小时。

血流动力学型 TIA 与微栓塞型 TIA 在临床表现上也有所区别(表 1-3)。

四、辅助检查

治疗的结果与确定病因直接相关,辅助检查的目的就在于确定病因及危险因素。

表 1-3 血流动力学型 TIA 与微栓塞型 TIA 的临床鉴别要点

临床表现	血流动力学型	微栓塞型
发作频率	密集	稀疏
持续时间	短暂	较长
临床特点	刻板	多变

(一)TIA 的神经影像学表现

普通 CT 和 MRI 扫描正常。MRI 灌注成像(PWI)表现可有局部脑血流减低,但不出现 DWI 的影像异常。TIA 作为临床常见的脑缺血急症,要进行快速的综合评估,尤其是 MRI 检查(包括 DWI 和 PWI),以便鉴别脑卒中、确定半暗带、制订治疗方案和判断预后。CT 检查可以排除脑出血、硬膜下血肿、脑肿瘤、动静脉畸形和动脉瘤等临床表现与 TIA 相似的疾病,必要时需行腰椎穿刺以排除蛛网膜下腔出血。CT 血管成像(CTA)、磁共振血管成像(MRA)有助于了解血管情况。梗死型 TIA 的概念是指临床表现为 TIA,但影像学上有脑梗死的证据,早期的 MRI 弥散成像(DWI)检查发现,20%～40%临床上表现为 TIA 的患者存在梗死灶。但实际上根据 TIA 的新概念,只要出现了梗死灶就不能诊断为 TIA。

(二)血浆同型半胱氨酸检查

血浆同型半胱氨酸浓度与动脉粥样硬化程度密切相关,血浆同型半胱氨酸水平升高是全身性动脉硬化的独立危险因素。

(三)其他检查

TCD 检查可发现颅内动脉狭窄,并且可进行血流状况评估和微栓子监测。血常规和生化检查也是必要的,神经心理学检查可能发现轻微的脑功能损害。双侧肱动脉压、桡动脉搏动、双侧颈动脉及心脏有无杂音、全血和血小板检查、血脂、空腹血糖及糖耐量、纤维蛋白原、凝血功能、抗心磷脂抗体、心电图、心脏及颈动脉超声、TCD、DSA 等,有助于发现 TIA 的病因和危险因素、评判动脉狭窄程度、评估侧支循环建立程度和进行微栓子的检测;有条件时应考虑经食管超声心动图检查,可能发现卵圆孔未闭等心源性栓子的来源。

五、诊断与鉴别诊断

(一)诊断

诊断只能依靠病史,根据血管分布区内急性短暂神经功能障碍与可逆性发作特点,结合 CT 排除出血性疾病可考虑 TIA。确立 TIA 诊断后应进一步进行病因、发病机制的诊断和危险因素分析。TIA 和脑梗死之间并没有截然的区别,二者应被视为一个疾病动态演变过程的不同阶段,应尽可能采用"组织学损害"的标准界定二者。

(二)鉴别诊断

鉴别需要考虑其他可以导致短暂性神经功能障碍发作的疾病。

1.局灶性癫痫后出现的 Todd 麻痹

局限性运动性发作后可能遗留短暂的肢体无力或轻偏瘫,持续 0.5～36.0 小时后可消除。患者有明确的癫痫病史,EEG 可见局限性异常,CT 或 MRI 可能发现脑内病灶。

2.偏瘫型偏头痛

多于青年期发病,女性多见,可有家族史,头痛发作的同时或过后出现同侧或对侧肢体不同程度瘫痪,并可在头痛消退后持续一段时间。

3.晕厥

为短暂性弥漫性脑缺血、缺氧所致,表现为短暂性意识丧失,常伴有面色苍白、大汗、血压下降,EEG 多数正常。

4.梅尼埃病

发病年龄较轻,发作性眩晕、恶心、呕吐可与椎-基底动脉系统 TIA 相似,反复发作常合并耳鸣及听力减退,症状可持续数小时至数天,但缺乏中枢神经系统定位体征。

5.其他

血糖异常、血压异常、颅内结构性损伤(如肿瘤、血管畸形、硬膜下血肿、动脉瘤等)、多发性硬化等,也可能出现类似 TIA 的临床症状。临床上可以依靠影像学资料和实验室检查进行鉴别诊断。

六、治疗

TIA 是缺血性血管病变的重要部分。TIA 既是急症,也是预防缺血性血管病变的最佳和最重要时机。TIA 的治疗与二级预防密切结合,可减少脑卒中及其他缺血性血管事件发生。TIA 症状持续 1 小时以上,应按照急性脑卒中流程进行处理。根据 TIA 病因和发病机制的不同,应采取不同的治疗策略。

(一)药物治疗

1.抗血小板聚集药物

已证实对有卒中危险因素的患者行抗血小板治疗能有效预防卒中。抗血小板药物的选择以单药治疗为主。不推荐常规应用双重抗血小板药物。对非心源性缺血性脑卒中或 TIA 除少数需要抗凝治疗,大多数情况均建议给予抗血小板药物。但急性冠状动脉疾病或近期有支架成形术的患者,推荐联合应用氯吡格雷和阿司匹林。

阿司匹林 50～300 mg,每天 1 次。阿司匹林通过抑制环氧化酶而抑制血小板聚集,长期服用对消化道有刺激性,严重时可致消化道出血。氯吡格雷 75 mg,每天 1 次。氯吡格雷是 ADP 诱导血小板聚集的抑制剂,与阿司匹林相比上消化道出血的发生率显著减少,在预防血管性事件发生方面优于阿司匹林。

2.抗凝治疗

抗凝治疗不应作为 TIA 患者的常规治疗,对于伴发心房颤动(包括阵发性)风湿性二尖瓣病变、二尖瓣关闭不全、有人工机械瓣膜的缺血性脑卒中和 TIA 患者(感染性心内膜炎除外),建议使用华法林口服抗凝治疗,目标剂量是国际标准化比值(INR)在 2.0～3.0;不能接受抗凝治疗的患者,推荐使用抗血小板治疗。有出血倾向、溃疡病、严重高血压及肝肾疾病的患者禁忌抗凝治疗。一般选用华法林 6～12 mg,每天 1 次,口服,3～5 天后改为 2～6 mg 维持,监测凝血酶原时间(PT)为正常值的 1.5 倍或 INR 为 2.0～3.0。必要时可用静脉肝素或低分子量肝素皮下注射。

3.钙通道阻滞剂

能阻止细胞内钙超载,防止血管痉挛,增加血流量,改善微循环。尼莫地平 20～40 mg,每天 3 次;盐酸氟桂利嗪 5～10 mg,每天睡前口服 1 次。

4.其他

可应用中医中药,也可用改善循环药物。如患者血纤维蛋白原明显增高,可以考虑应用降纤药物如巴曲酶、降纤酶、蚓激酶等。

(二)病因治疗

对 TIA 患者要积极查找病因,针对可能存在的脑血管病危险因素如高血压、糖尿病、血脂异常、心脏疾病等要进行积极有效的治疗。高血压患者在考虑高龄、基础血压、平时用药、可耐受性的情况下,降压目标一般应达到≤18.7/12.0 kPa (140/90 mmHg),理想目标应达到≤17.3/10.7 kPa(130/80 mmHg);低密度脂蛋白水平降至 2.59 mmol/L 以下,或下降幅度达到 30%～40%,伴有大动脉易损斑块、冠心病、糖尿病等多种危险因素的应控制在 2.07 mmol/L 以下。同时应建立健康的生活方式,合理运动,避免酗酒,适度降低体重等。病因治疗是预防TIA 复发的关键。

(三)手术和介入治疗

常用方法包括颈动脉内膜切除术(CEA)和动脉血管成形术(PTA)。对于有或无症状,单侧的重度颈动脉狭窄超过 70%,或经药物治疗无效者可考虑行CEA 或 PTA 治疗。

七、预后与预防

(一)预后

TIA 患者发生卒中的概率明显高于一般人群。一次 TIA 后 1 个月内发生卒中的概率为4%～8%,1 年内 12%～13%,5 年内则达 24%～29%。TIA 患者发生卒中在第 1 年内较一般人群高 13～16 倍,5 年内也达 7 倍之多。不同病因的 TIA 患者预后不同。表现为大脑半球症状的 TIA 和伴有颈动脉狭窄的患者有 70%的人预后不佳,2 年内发生卒中的概率是 40%。当眼动脉受累时,可有单眼一过性失明。椎-基底动脉系统 TIA 发生脑梗死的比例较少。在评价 TIA 患者时,应尽快确定病因以判定预后和决定治疗。

(二)预防

近年来以中西医结合治疗本病的临床研究证明,在注重整体调节的前提下,病证结合,中医辨证论治能有效减少 TIA 发作的频率及程度并降低形成脑梗死的危险因素,从而起到预防脑血管病事件发生的作用。

第四节 腔隙性脑梗死

腔隙性脑梗死是指大脑半球深部白质和脑干等中线部位,由直径为 100～400 μm 的穿支动脉血管闭塞导致的脑梗死。所引起的病灶为 0.5～15.0 mm³的梗死灶。大多由大脑前动脉、大脑中动脉、前脉络膜动脉和基底动脉的穿支动脉闭塞所引起。脑深部穿动脉闭塞导致相应灌注区脑组织缺血、坏死、液化,由吞噬细胞将该处组织移走而形成小腔隙。好发于基底节、丘脑、内囊、脑桥的大脑皮质贯通动脉供血区。反复发生多个腔隙性脑梗死,称多发性腔隙性脑梗死。临床引起相应的综合征,常见的有纯运动性轻偏瘫、纯感觉性卒中、构音障碍-手笨拙综合征、共济失调性轻偏瘫和感觉运动性卒中。高血压和糖尿病是主要原因,特别是高血压尤为重要。腔隙性脑梗死占脑梗死的 20%～30%。

一、病因与发病机制

(一)病因

真正的病因和发病机制尚未完全清楚,但与下列因素有关。

1.高血压

长期高血压作用于小动脉及微小动脉壁,致脂质透明变性,管腔闭塞,产生腔隙性病变。舒张压增高是多发性腔隙性脑梗死的常见原因。

2.糖尿病

糖尿病时血浆低密度脂蛋白及极低密度脂蛋白的浓度增高,引起脂质代谢障碍,促进胆固醇合成,从而加速、加重动脉硬化的形成。

3.微栓子(无动脉病变)

各种类型小栓子阻塞小动脉导致腔隙性脑梗死,如胆固醇、红细胞增多症、纤维蛋白等。

4.血液成分异常

如红细胞增多症、血小板增多症和高凝状态,也可导致发病。

(二)发病机制

腔隙性脑梗死的发病机制还不完全清楚。微小动脉粥样硬化被认为是症状性腔隙性脑梗死常见的发病机制。在慢性高血压患者中,在粥样硬化斑为$100～400~\mu m$ 的小动脉中,也能发现动脉狭窄和闭塞。颈动脉粥样斑块,尤其是多发性斑块,可能会导致腔隙性脑梗死;脑深部穿动脉闭塞,导致相应灌注区脑组织缺血、坏死,由吞噬细胞将该处脑组织移走,遗留小腔,因而导致该部位神经功能缺损。

二、病理

腔隙性脑梗死灶呈不规则圆形、卵圆形或狭长形。累及管径在$100～400~\mu m$的穿动脉,梗死部位主要在基底节(特别是壳核和丘脑)、内囊和脑桥的白质。大多数腔隙性脑梗死位于豆纹动脉分支、大脑后动脉的丘脑深穿支、基底动脉的旁中央支供血区。阻塞常发生在深穿支的前半部分,因而梗死灶均较小,大多数直径为 0.2～15.0 mm。病变血管可见透明变性、玻璃样脂肪变、玻璃样小动脉坏死、血管壁坏死和小动脉硬化等。

三、临床表现

本病常见于 40～60 岁以上的中老年人。腔隙性脑梗死患者中高血压的发病率约为 75％,糖尿病的发病率为 25％～35％,有 TIA 史者约有 20％。

(一)症状和体征

临床症状一般较轻,体征单一,一般无头痛、颅内高压症状和意识障碍。由于病灶小,又常位于脑的静区,故许多腔隙性脑梗死在临床上无症状。

(二)临床综合征

Fisher 根据病因、病理和临床表现,归纳为 21 种综合征,常见的有以下几种。

1.纯运动性轻偏瘫(pure motor hemiparesis,PMH)

最常见,约占 60％,有病灶对侧轻偏瘫,而不伴失语、感觉障碍和视野缺损,病灶多在内囊和脑干。

2.纯感觉性卒中(pure sensory stroke,PSS)

约占 10％,表现为病灶对侧偏身感觉障碍,也可伴有感觉异常,如麻木、烧灼和刺痛感。病灶在丘脑腹后外侧核或内囊后肢。

3.构音障碍-手笨拙综合征(dysarthric-clumsy hand syndrome,DCHS)

约占 20％,表现为构音障碍、吞咽困难,病灶对侧轻度中枢性面、舌瘫,手的精细运动欠灵活,指鼻试验不稳。病灶在脑桥基底部或内囊前肢及膝部。

4.共济失调性轻偏瘫(ataxic-hemiparesis,AH)

病灶同侧共济失调和病灶对侧轻偏瘫,下肢重于上肢,伴有锥体束征。病灶多在放射冠汇集至内囊处,或脑桥基底部皮质脑桥束受损所致。

5.感觉运动性卒中(sensorimotor stroke,SMS)

少见,以偏身感觉障碍起病,再出现轻偏瘫,病灶位于丘脑腹后核及邻近内囊后肢。

6.腔隙状态

由 Marie 提出,由于多次腔隙性脑梗死后,有进行性加重的偏瘫、严重的精神障碍、痴呆、平衡障碍、二便失禁、假性延髓性麻痹、双侧锥体束征和类帕金森综合征等。近年由于有效控制血压及治疗的进步,现在已很少见。

四、辅助检查

(一)神经影像学检查

1.颅脑 CT

非增强 CT 扫描显示为基底节区或丘脑呈卵圆形低密度灶,边界清楚,直径为 10～15 mm。由于病灶小,占位效应轻微,一般仅为相邻脑室局部受压,多无中线移位,梗死密度随时间逐渐减低,4 周后接近脑脊液密度,并出现萎缩性改变。增强扫描于梗死后 3 天至 1 个月可能发生均一或斑块性强化,以 2～3 周明显,待达到脑脊液密度时,则不再强化。

2.颅脑 MRI

MRI 显示比 CT 优越,尤其是对脑桥的腔隙性脑梗死和新旧腔隙性脑梗死的鉴别有意义,增强后能提高阳性率。颅脑 MRI 检查在 T2W 像上显示高信号,是小动脉阻塞后新的或陈旧的病灶。T_1WI 和 T_2WI 分别表现为低信号和高信号斑点状或斑片状病灶,呈圆形、椭圆形或裂隙形,最大直径常为数毫米,一般不超过 1 cm。急性期 T_1WI 的低信号和 T_2WI 的高信号,常不及慢性期明显,由于水肿的存在,使病灶看起来常大于实际梗死灶。注射造影剂后,T_1WI 急性期、亚急性期和慢性期病灶显示增强,呈椭圆形、圆形,也可呈环形。

3.CT 血管成像(CTA)、磁共振血管成像(MRA)

了解颈内动脉有无狭窄及闭塞程度。

(二)超声检查

经颅多普勒超声(TCD)了解颈内动脉狭窄及闭塞程度。三维B超检查,了解颈内动脉粥样硬化斑块的大小和厚度。

(三)血液学检查

了解有无糖尿病和高脂血症等。

五、诊断与鉴别诊断

(一)诊断

(1)中老年人发病,多数患者有高血压病史,部分患者有糖尿病史或 TIA 史。

(2)急性或亚急性起病,症状比较轻,体征比较单一。

(3)临床表现符合 Fisher 描述的常见综合征之一。

(4)颅脑 CT 或 MRI 发现与临床神经功能缺损一致的病灶。

(5)预后较好,恢复较快,大多数患者不遗留后遗症状和体征。

(二)鉴别诊断

1.小量脑出血

均为中老年发病,有高血压和急起的偏瘫和偏身感觉障碍。但小量脑出血头颅 CT 显示高密度灶即可鉴别。

2.脑囊虫病

CT 均表现为低信号病灶。但是,脑囊虫病 CT 呈多灶性、小灶性和混合灶性病灶,临床表现常有头痛和癫痫发作,血和脑脊液囊虫抗体阳性,可供鉴别。

六、治疗

(一)抗血小板聚集药物

抗血小板聚集药物是预防和治疗腔隙性脑梗死的有效药物。

1.肠溶阿司匹林(或拜阿司匹林)

每次 100 mg,每天 1 次,口服,可连用 6～12 个月。

2.氯吡格雷

每次 50～75 mg,每天 1 次,口服,可连用半年。

3.西洛他唑

每次 50～100 mg,每天 2 次,口服。

4.曲克芦丁

每次 200 mg,每天 3 次,口服;或每次 400～600 mg 加入 5％葡萄糖注射液或 0.9％氯化钠注射液 500 mL 中静脉滴注,每天 1 次,可连用 20 天。

(二)钙通道阻滞剂

1.氟桂利嗪

每次 5～10 mg,睡前口服。

2.尼莫地平

每次 20～30 mg,每天 3 次,口服。

3.尼卡地平

每次 20 mg,每天 3 次,口服。

(三)血管扩张药

1.丁苯酞

每次 200 mg,每天 3 次,口服。偶见恶心、腹部不适,有严重出血倾向者忌用。

2.丁咯地尔

每次 200 mg 加入 5％葡萄糖注射液或 0.9％氯化钠注射液 250 mL 中静脉滴注,每天 1 次,连用10～14 天;或每次 200 mg,每天 3 次,口服。可有头痛、头晕、恶心等不良反应。

3.倍他司汀

每次 6～12 mg,每天 3 次,口服。可有恶心、呕吐等不良反应。

(四)内科病的处理

有效控制高血压、糖尿病、高脂血症等,坚持药物治疗,定期检查血压、血糖、血脂、心电图和有关血液流变学指标。

七、预后与预防

(一)预后

Marie 和 Fisher 认为腔隙性脑梗死一般预后良好,下述几种情况影响本病的预后。

(1)梗死灶的部位和大小,如腔隙性脑梗死发生在脑的重要部位——脑桥和丘脑,以及大的和多发性腔隙性脑梗死者预后不良。

(2)有反复 TIA 发作,有高血压、糖尿病和严重心脏病(缺血性心脏病、心房颤动、心脏瓣膜病等),症状没有得到很好控制者预后不良。据报道,1 年内腔隙性脑梗死的复发率为 10％～18％;腔隙性脑梗死,特别是多发性腔隙性脑梗死半年后约有 23％的患者发展为血管性痴呆。

(二)预防

控制高血压、防治糖尿病和 TIA 是预防腔隙性脑梗死发生和复发的关键。

(1)积极处理危险因素。①血压的调控:长期高血压是腔隙性脑梗死主要的危险因素之一。在降血压药物方面无统一规定应用的药物。选用降血压药物的原则是既要有效和持久地降低血压,又不至于影响重要器官的血流量。可选用钙通道阻滞剂,如硝苯地平缓释片,每次20 mg,每天 2 次,口服;或尼莫地平,每次30 mg,每天 1 次,口服。也可选用血管紧张素转换酶抑制剂(ACEI),如卡托普利,每次 12.5～25.0 mg,每天 3 次,口服;或贝拉普利,每次5～10 mg,每天1 次,口服。②调控血糖:糖尿病也是腔隙性脑梗死主要的危险因素之一。详见血栓形成性脑梗死。③调控高血脂:可选用辛伐他汀,每次 10～20 mg,每天1 次,口服;或洛伐他汀(Lovastatin,又名美降之),每次 20～40 mg,每天 1～

2次,口服。④积极防治心脏病:要减轻心脏负荷,避免或慎用增加心脏负荷的药物,注意补液速度及补液量;对有心肌缺血、心肌梗死者应在心血管内科医师的协助下进行药物治疗。

(2)可以较长时期应用抗血小板聚集药物,如阿司匹林、氯吡格雷和中药活血化瘀药物。

(3)生活规律,心情舒畅,饮食清淡,适宜的体育锻炼。

第二章

周围神经疾病

第一节 三叉神经痛

一、概述

三叉神经痛是指原因未明的三叉神经分布范围内的突发性、短暂性、反复性及刻板性的剧烈的疼痛。

三叉神经痛常见于中年女性。该病的发病率为 5.7/10 万～8.1/10 万。患病率 45.1/10 万。

二、病因与发病机制

三叉神经痛的病因及发病机制目前还不清楚。

(一)周围病变学说

有的学者根据手术、尸体解剖或 MRA 检查的资料,发现很多三叉神经痛的患者在三叉神经入脑桥的地方有异常的血管网压迫,刺激三叉神经根,从而产生疼痛。

(二)中枢性学说

根据患者的发作具有癫痫发作的特点,学者认为患者的病变是在中枢神经系统,是与面部疼痛有关的丘脑-皮质-三叉神经脊束核的刺激性病变所致。

(三)短路学说

三叉神经进入脑桥有一段无髓鞘区,由于受血管压迫等因素的作用,可以造成无髓鞘的神经纤维紧密地结合,在这些神经纤维之间形成假性"突触",相邻神经纤维之间的传入、传出冲动之间发生"短路"(传入、传出的冲动由于"短路",而都可以成为传入的信号)冲动的叠加,容易达到神经元的痛阈,诱发疼痛。

三、病理

有关三叉神经痛的病理报道很少。有的研究发现,患者的三叉神经节细胞有变性,轴突有增生,其髓鞘有节段性的脱失等。

四、临床表现

(一)发病情况

常见于 50 岁左右的女性患者,男女患者的比例为 1:3。

(二)疼痛部位

三叉神经一侧的下颌支疼痛最为常见,其次是上颌支、眼支。有部分患者可以累及两支(多为下颌支和上颌支)甚至三支(有的作者提出,如果疼痛区域在三叉神经第一支,尤其是单独影响三叉神经第一支的,诊断三叉神经痛要特别慎重!)。

(三)疼痛特点

疼痛具有突发性、短暂性、反复性及刻板性的特点。发作前没有先兆,突然发作,发作常常持续数秒,很少超过 1~2 分钟,每次发作的疼痛性质及部位固定,疼痛的程度剧烈,患者难以忍受,疼痛的性质常常为电击样、刀割样。

(四)伴随症状

疼痛发作时可伴有面部潮红、流泪、结膜充血。

(五)疼痛的扳机点

患者疼痛的发作常常可以由触摸、刺激(如说话、咀嚼、洗脸、刷牙)以下部位诱发:口角、面颊、鼻翼。

(六)诱发因素

因吞咽动作能诱发疼痛,所以可摄取流食。与舌咽神经痛不同,因睡眠中吞咽动作不能诱发疼痛,故睡眠中不出现疼痛发作。温暖时不易疼痛发作,故温水浴可预防疼痛发作,也有的患者愿在洗浴中进食。

(七)体征

神经系统检查没有异常的神经系统体征(除刺激"扳机点"诱发疼痛)。

五、诊断及鉴别诊断

(一)诊断

三叉神经痛的诊断根据患者的临床表现,尤其是其发作特点,诊断并不困难。但是要与继发性的三叉神经痛鉴别。继发性三叉神经痛有以下特点:①疼痛的程度常常不如原发性三叉神经痛剧烈,尤其是在起病的初期;②疼痛往往为持续性隐痛、阵痛,阵发性加剧;③有神经系统的阳性体征(尤其是角膜反射的改变、同侧面部的感觉障碍及三叉神经运动支的功能障碍)。常见的继发性三叉神经痛的病因有鼻咽癌颅内转移、听神经瘤、胆脂瘤及多发性硬化等(表2-1)。

表2-1 原发性三叉神经痛与继发性三叉神经痛的鉴别

鉴别要点	原发性三叉神经痛	继发性三叉神经痛
病因	不明	鼻咽癌颅内转移、听神经瘤、胆脂瘤等
疼痛程度	剧烈	较轻,常为钝痛
疼痛的范围	局限	常累及整个半侧面部
疼痛的持续时间	短暂	持续性痛
扳机点	有	没有
神经系统体征	无	有

(二)鉴别诊断

三叉神经痛还应与以下几种疾病鉴别。

1.颞下颌关节综合征

常常为一侧面部的疼痛,以颞下颌关节处为甚,颞下颌关节活动可以诱发、加重疼痛。患者张口受限,颞下颌关节有压痛。

2.牙痛

很多三叉神经痛的患者被误诊为牙痛,有的甚至拔了多颗牙。牙痛常常为持续性,进食冷、热食品可以诱发、加重疼痛。

3.舌咽神经痛

该病的发作特点及疼痛的性质与三叉神经痛极其相似,但是疼痛的部位有很大的不同。舌咽神经痛的疼痛部位在舌后部及咽部,说话、吞咽及刺激咽部可以诱发疼痛,所以,常有睡眠中疼痛发作。

4.颞动脉炎

常常见于老年男性,疼痛为一侧颞部的持续性跳痛、胀痛,常常伴有低热、乏力、精神差等全身症状。查体可见患侧颞动脉僵硬,呈"竹筷"样改变。经激素治疗症状可以缓解、消失。

5.偏头痛

此病的发病率远较三叉神经痛的发病率高:常常见于青年女性,疼痛发作前常常有前驱症状,主要表现为乏力、注意力不集中、精神差等。约65%的患者有先兆症状,主要有视觉的先兆,表现为闪光、暗点、视野的改变等。疼痛表现为一侧头部跳痛,发作以后,疼痛的程度渐进加重,持续数小时到72小时。发作时患者常常有自主神经功能障碍的表现。

六、治疗

(一)药物治疗

目前,三叉神经痛还没有有效的治疗方法。药物治疗控制疼痛的程度及发作的频率仍为首选的治疗方法。药物治疗的原则:个体化原则,从小剂量开始用药,尽量单一用药并适时注意药物的不良反应。

常用的药物有以下几种。

1.卡马西平

由于卡马西平的半衰期为12~35小时,故理论上可以每天只服2次。常常从小剂量开始:0.1 g,2次/天,3~5天后根据患者症状控制的程度来决定加量。每次加0.1 g(早、晚各0.05 g),直到疼痛控制为止。卡马西平每天的用量不要超过1.2 g。

卡马西平常见的不良反应:头昏、共济运动障碍,尤其是女性发生率更高。长期用药要注意检测血常规及肝功能的变化。此外,卡马西平可以引起过敏,导致剥脱性坏死性皮炎,所以,用药的初期一定要观察有无皮疹。孕妇忌用。

卡马西平是目前报道的治疗三叉神经痛的有效率最高的药物,其有效率据国内外的报道可达70%~80%。

2.苯妥英钠

苯妥英钠也可作为治疗三叉神经痛的药物,但是有效率远较卡马西平低。据国内外文献报道,其有效率为20%~64%。剂量为0.1 g,口服,3次/天。效果不佳时可增加剂量,通常每天增加0.05 g。最大剂量不超过0.6 g。

苯妥英钠的常见不良反应有头昏、共济运动障碍、肝功能损害及牙龈增生等。

3.托吡酯

托吡酯系一种多重机制的新型抗癫痫药物。近年来,国内外有文献报道,在用以上两种经典的治疗三叉神经痛的药物治疗无效时,可以选用该药。通常可以从 50 mg,2 次/天开始,3～5 天症状控制不明显可以加量,每天加 25 mg,观察3～5 天,直到症状控制为止。每天的最大剂量不要超过 250～300 mg。

托吡酯的不良反应极少。常见的不良反应有头昏、食欲下降及体重减轻。国内外还有报道,有的患者用药以后出现出汗障碍。

4.氯硝西泮

通常作为备选用的药物。4～6 mg/d。常见的不良反应为头昏、嗜睡、共济运动障碍,尤其在用药的前几天。

5.氯甲酰氮䓬

300 mg/d,分 3 次餐前 30 分钟口服,无效时可增加到 600 mg。该药不良反应发生率高,常见的不良反应有困倦、蹒跚、药疹和粒细胞减少等。有时可见肝功能损害。应用该药治疗应每 2 个月进行一次血液检查。

6.中(成)药

如野木瓜片(七叶莲),3 片,4 次/天。据临床观察,该药单独使用治疗三叉神经痛的有效率不高,但是可以作为以上药物治疗的辅助治疗药物。此外,还有痛宁片,4 片,3 次/天。

7.常用的方剂

(1)麻黄附子细辛汤加味:麻黄、川芎、附子各 20～30 g,细辛、荆芥、蔓荆子、菊花、桃仁、石膏、白芷各 12 g,全虫 10 g。

(2)面痛化解汤:珍珠母 30 g,丹参 15 g,川芎、当归、赤芍、秦艽、钩藤各12 g,僵蚕、白芷各10 g,红花、羌活各 9 g,防风 6 g,甘草 5 g,细辛 3 g。

(二)非药物治疗

三叉神经痛的"标准(经典)"治疗为药物治疗,但以下情况时可以考虑非药物治疗:①经应用各种药物正规的治疗(足量、足疗程)无效;②患者不能耐受药物的不良反应;③患者坚决要求不用药物治疗。非药物治疗的方法很多,主要原理是破坏三叉神经的传导。常用的方法有以下几种。

1.神经阻滞(封闭)治疗

该方法是用一些药物(如无水乙醇、甘油、酚等),选择地注入三叉神经的某一支或三叉神经半月神经节内。现在由于影像技术的发展,在放射诱导下,可以较准确地将药物注射到三叉神经半月节,达到治疗的作用。由于甘油注射维持时间较长,故目前多采用甘油半月神经节治疗。神经阻滞(封闭)治疗的方法,患者面部的感觉通常能保留,没有明显的并发症。但是复发率较高,尤其是1年以后。

2.其他方法的三叉神经半月神经节毁坏术

如用射频热凝、伽马刀治疗等。这些方法的远期疗效目前尚未肯定。

3.手术治疗

(1)周围支切除术:通常只适用于三叉神经第一支疼痛的患者。

(2)显微的三叉神经血管减压术:这是目前正在被大家接受的一种手术治疗方法。该方法具有创伤小、安全、并发症少(尤其是对触觉及运动功能的保留)及有效率高的特点。

(3)三叉神经感觉神经根切断:该方法止痛疗效确切。

(4)三叉神经脊束切断术:目前射线(χ刀、伽马刀等)治疗在三叉神经痛的治疗中以其微创、安全、疗效好越来越受到大家的重视。

4.经皮穿刺微球囊压迫(percutaneous microballoon compression,PMC)

自 Mullan 等 1983 年首次报道使用经皮穿刺微球囊压迫治疗三叉神经痛的技术以来,至今已有大量学者报道他们采用该手段所取得的临床结果。一般认为,PMC 方法与当代使用的微血管减压手术及射频热凝神经根切断术在成功率、并发症及复发率方面都有明显的可比性。其优点是操作简单、安全性高,尤其对于高龄或伴有严重疾病不能耐受较大手术者更是首选方法。其简要的方法:丙酚诱导气管内插管全身麻醉。在整个治疗过程中监测血压和心率。患者取仰卧位,使用 14 号穿刺针进行穿刺,皮肤进入点为口角外侧 2 cm 及上方 0.5 cm。在荧光屏指引下调正方向直至进入卵圆孔。应避免穿透卵圆孔。撤除针芯,放入带细不锈钢针芯的 4 号 Fogarty Catheter 直至其尖端超过穿刺针尖12~14 cm。去除针芯,在侧位 X 线下用 Omnipaque 造影剂充盈球囊直至突向颅后窝。参考周围的骨性标志(斜坡、蝶鞍、岩骨)检查和判断球囊的形状及位置;必要时排空球囊并重新调整导管位置,直至获得乳头突向颅后窝的理想的梨形出现。球囊充盈容量为 0.4~1.0 mL,压迫神经节 3~10 分钟后,排空球囊,撤除导管,手压穿刺点 5 分钟。该法具有疗效确切、方法简单及不良反应少等优点。

第二节　面肌痉挛

一、概述

面肌痉挛又称面肌抽搐,以一侧面肌阵发性不自主抽动为表现。发病率约为 64/10 万。

二、病因与病理生理

病因未明。多数认为是面神经行程的某一部位受到刺激或压迫导致异位兴奋或为突触传导所致,邻近血管压迫较多见。

三、诊断步骤

(一)病史采集要点

1.起病情况

慢性起病,多见于中老年人,女性多见。

2.主要临床表现

从眼轮匝肌的轻微间歇性抽动开始,逐渐扩散至口角、一侧面肌,严重时可累及同侧颈阔肌。疲劳、精神紧张可诱发症状加剧,入睡后抽搐停止。

3.既往病史

少数患者曾有面神经炎病史。

(二)体格检查要点

(1)一般情况好。

(2)神经系统检查可见一侧面肌阵发性不自主抽搐,无其他阳性体征。

(三)门诊资料分析

根据典型的临床表现和无其他阳性体征,可以做出诊断。

(四)进一步检查项目

在必要时可行下列检查。

(1)肌电图可见肌纤维震颤和肌束震颤波。

(2)脑电图检查结果正常。

(3)极少数患者的颅脑 MRI 可以发现小血管对面神经的压迫。

四、诊断对策

(一)诊断要点

一侧面肌阵发性抽动、无神经系统阳性体征可以诊断。

(二)鉴别诊断要点

1.继发性面肌痉挛

炎症、肿瘤、血管性疾病、外伤等均可出现面肌痉挛,但常常伴有其他神经系统阳性体征,不难鉴别,颅脑 CT/MRI 检查可以帮助明确诊断。

2.部分运动性发作癫痫

面肌抽搐幅度较大,多伴有头颈、肢体的抽搐。脑电图可有癫痫波发放,颅脑 CT/MRI 可有阳性发现。

3.睑痉挛-口下颌肌张力障碍综合征

多见于老年女性,双侧眼睑痉挛,伴有口舌、面肌、下颌和颈部的肌张力障碍。

4.舞蹈病

可出现双侧性面肌抽动,伴有躯干、四肢的不自主运动。

5.习惯性面肌抽搐

多见于儿童和青少年,为短暂的面肌收缩,常为双侧,可由意志力短时控制,发病和精神因素有关。肌电图和脑电图正常。

6.功能性眼睑痉挛

多见于中年以上女性,局限于双侧的眼睑,不累及下半面部。

五、治疗对策

(一)治疗原则

消除痉挛,病因治疗。

(二)治疗计划

1.药物治疗

药物治疗可用抗癫痫药或镇静药。

(1)卡马西平:开始每次 0.1 g,每天 2~3 次,口服,逐渐增加剂量,最大量不能超过 1.2 g/d。

(2)巴氯芬:开始每次 5 mg,每天 2~3 次,口服,以后逐渐增加剂量至 30~40 mg/d,最大量不超过 80 mg/d。

（3）氯硝西泮，0.5～6.0 mg/d；维生素 B_{12}，500 μg/次，每天3次，口服，可酌情选用。

2.A 型肉毒毒素（BTXA）注射治疗

本法是目前最安全有效的治疗方法。BTXA 作用于局部胆碱能神经末梢的突触前膜，抑制乙酰胆碱囊泡的释放，减弱肌肉收缩力，缓解肌肉痉挛。根据受累的肌肉可注射于眼轮匝肌、颊肌、颧肌、口轮匝肌、颏肌等，不良反应有注射侧面瘫、视蒙、暴露性角膜炎等。疗效可维持 3～6 个月，复发可重复注射。

3.面神经梳理术

通过手术对茎乳孔内的面神经主干进行梳理，可缓解症状，但有不同程度的面瘫，数月后可能复发。

4.面神经阻滞

可用乙醇、维生素 B_{12} 等对面神经主干或分支注射以缓解症状。伴有面瘫，复发后可重复治疗。

5.微血管减压术

通过手术将面神经和相接触的微血管隔开以解除症状，并发症有面瘫、听力下降等。

（三）治疗方案的选择

对于早期症状轻的患者可先予药物治疗，效果欠佳可用 BTXA 局部注射治疗，无禁忌也可考虑手术治疗。

六、病程观察及处理

定期复诊，记录治疗前后的痉挛强度分级的评分（0 级，无痉挛；1 级，外部刺激引起瞬目增多；2 级轻度，眼睑面肌轻微颤动，无功能障碍；3 级中度，痉挛明显，有轻微功能障碍；4 级重度，严重痉挛和功能障碍，如行走困难、不能阅读等）变化，评估疗效。

七、预后评估

本症一般不会自愈，积极治疗疗效满意，如 BTXA 注射治疗的有效率高达 95% 以上。

第三节　舌咽神经痛

舌咽神经痛是一种出现于舌咽神经分布区的阵发性剧烈疼痛。疼痛的性质与三叉神经痛相似,本病远较三叉神经痛少见,约为1:(70~85)。

一、病因与发病机制

原发性舌咽神经痛的病因,迄今不明。可能为舌咽及迷走神经的脱髓鞘性病变引起舌咽神经的传入冲动与迷走神经之间发生"短路"所致。以致轻微的触觉刺激即可通过短路传入中枢,中枢传出的脉冲也可通过短路再传入中枢,这些脉冲达到一定总和时,即可激发上神经节及岩神经节、神经根而产生剧烈疼痛。近年来神经血管减压术的开展,发现舌咽神经痛患者椎动脉或小脑后下动脉压迫于舌咽及迷走神经上,解除压迫后症状缓解,这些患者的舌咽神经痛可能与血管压迫有关。造成舌咽神经根部受压的原因可能有多种情况,除血管因素外,还与小脑脑桥角周围的慢性炎症刺激,致蛛网膜炎性改变逐渐增厚,使血管与神经根相互紧靠,促成神经受压的过程。因为神经根部受增厚蛛网膜的粘连,动脉血管也受其粘连发生异位而固定于神经根部敏感区,致使神经受压而缺乏缓冲余地,引起神经的脱髓鞘改变。

继发性原因可能是小脑脑桥角或咽喉部肿瘤,颈部外伤、茎突过长、茎突舌骨韧带骨化等压迫刺激舌咽神经而诱发。

二、临床表现

舌咽神经痛多于中年起病,男女发病率无明显区别,左侧发病高于右侧,偶有双侧发病者。表现为发作性一侧咽部、扁桃体区及舌根部针刺样剧痛,突然开始,持续数秒至数十秒,发作期短,但疼痛难忍,可反射到同侧舌面或外耳深部,伴有唾液分泌增多。说话、反复吞咽、舌部运动、触摸患侧咽壁、扁桃体、舌根及下颌角均可引起发作。2%丁卡因麻醉咽部,可暂时减轻或止住疼痛。

按疼痛的部位一般可分为2型。①口咽型:疼痛区始于咽侧壁、扁桃体、软腭及舌后1/3,而后放射到耳区,此型最为多见。②耳型:疼痛区始于外耳、外耳道及乳突,或介于下颌角与乳突之间,很少放射到咽侧,此型少见。

疼痛程度轻重不一,有如电击、刀割、针刺,发作短暂,间歇期由数分钟到数月不等,少数甚至长达2~3年。一般发作期越来越短,痛的时间亦越来越长。

严重时可放射到头顶和枕背部。个别患者发生昏厥,可能由于颈动脉窦神经过敏引起心脏停搏所致。

神经系统检查无阳性体征。

三、诊断

根据疼痛发作的性质和特点不难做出本病的临床诊断。有时为了进一步明确诊断,可刺激扁桃体窝的"扳机点",能否诱发疼痛;或用1‰丁卡因喷雾咽后壁、扁桃体窝等处,如能遏止发作,则可以证实诊断。如果经喷雾上述药物后,舌咽处的疼痛虽然消失,但耳痛却仍然保留,则可封闭颈静脉孔,若能收效,说明不仅为舌咽神经痛,而且有迷走神经的耳后支参与。

临床表现呈持续性疼痛或有神经系统阳性体征的患者,应当考虑为继发性舌咽神经痛,需要进一步检查明确病因。

四、鉴别诊断

临床上应与三叉神经痛、喉上神经痛、蝶腭神经痛及颅底、鼻咽部和小脑脑桥角肿瘤等病变引起的继发性舌咽神经痛相鉴别。

(一)三叉神经痛

两者的疼痛性质与发作情况完全相似,部位亦与其毗邻,三叉神经第三支疼痛时易与舌咽神经痛相混淆。二者的鉴别点为三叉神经痛位于三叉神经分布区、疼痛较浅表,"扳机点"在睑、唇或鼻翼;说话、洗脸、刮胡须可诱发疼痛发作。舌咽神经痛位于舌咽神经分布区,疼痛较深在,"扳机点"多在咽后壁、扁桃体窝、舌根;咀嚼、吞咽等动作常诱发疼痛发作。

(二)喉上神经痛

喉深部、舌根及喉上区间歇性疼痛,可放射到耳区和牙龈,说话和吞咽动作可以诱发,在舌骨大角间有压痛点。用1‰丁卡因涂抹梨状窝区及舌骨大角处,或用2‰普鲁卡因神经封闭,均能完全抑制疼痛等特点可与舌咽神经痛相鉴别。

(三)蝶腭神经节痛

此病的临床表现主要是在鼻根、眼眶周围、牙齿、颜面下部及颞部阵发性剧烈疼痛,其性质似刀割、烧灼及针刺样,并向颌、枕及耳部等放射。每天发作数次至数十次,每次持续数分钟至数小时不等。疼痛发作时多伴有流泪、流涕、畏光、眩晕和鼻塞等,有时伴有舌前1/3味觉减退。疼痛发作无明显诱因,也无"扳机点"。用1‰丁卡因麻醉中鼻甲后上蝶腭神经节处,5～10分钟后疼痛即可消失为本病特点。

(四)继发性舌咽神经痛

颅底、鼻咽部及小脑脑桥角肿物或炎症等病变均可引起舌咽神经痛,但多呈持续性痛伴有其他颅神经障碍及神经系统局灶体征。X线颅底片、头颅 CT 扫描及 MRI 等影像学检查有助于寻找病因。

五、治疗

(一)药物治疗

卡马西平为最常用的药物,苯妥英钠也常用来治疗舌咽神经痛,其他的镇静止痛药物(安定、曲马朵)及传统中草药对该病也有一定的疗效。有研究发现N-甲基-D-天冬氨酸(NMDA)受体在舌咽神经痛的发病机制中起一定作用,所以NMDA 受体拮抗剂可有效地减轻疼痛,如氯胺酮。也有学者报道加巴喷丁可升高中枢神经系统 5-HT 水平,抑制痛觉,同时参与 NMDA 受体的调制,在神经病理性疼痛中发挥作用。这些药物为舌咽神经痛的药物治疗开辟了一个新领域。

(二)封闭疗法

维生素 B_{12} 和地塞米松等周围神经封闭偶有良效。有人用 95% 乙醇或 5% 酚甘油于颈静脉孔处行舌咽神经封闭。但舌咽神经与颈内动脉、静脉、迷走神经、副神经等相邻,封闭时易损伤周围神经血管,故应慎用。

(三)手术治疗

对发作频繁或疼痛剧烈者,若保守治疗无效可考虑手术治疗。常用的手术方式有以下几种。

1.微血管减压术(MVD)

国内外学者行血管减压术治疗本病收到了良好的效果,因此有学者认为采用神经血管减压术是最佳治疗方案。可保留神经功能,避免了神经切断术所致的病侧咽部干燥、感觉消失和复发之弊端。

2.经颅外入路舌咽神经切断术

术后复发率较高,建议对不能耐受开颅的患者可试用这种方法。

3.经颅舌咽神经切断术

如术中探查没有明显的血管压迫神经,则可选用舌咽神经切断术。

4.经皮穿刺射频热凝术

在 CT 引导下可大大减少其并发症的发生。另外舌咽神经传入纤维在脑桥处加入了三叉神经的下支,开颅在此毁损可阻止舌咽神经痛的传导通路。

六、预后

舌咽神经痛如不给予治疗,一般不会自然好转,疼痛发作次数频繁,持续时间越来越少,严重影响患者的生活及工作。

第四节 位听神经疾病

位听神经包括蜗神经和前庭神经,两者通常一起讨论。

一、蜗神经疾病

(一)病因

各种急、慢性迷路炎,药物中毒(链霉素、新霉素、庆大霉素等),颞骨、内耳外伤,噪音,听神经炎,脑膜炎,蛛网膜炎,脑桥小脑角肿瘤,脑桥病变,动脉硬化症,神经衰弱,遗传因素和全身性疾病(贫血和高血压等)等。

(二)临床表现

最常见的症状是耳鸣、听觉过敏和耳聋(听力减退或丧失)。根据耳鸣和耳聋的特点可鉴别传导性和神经性。低音调耳鸣(轰轰、嗡嗡似雷声、飞机声)通常是传导器的病变。高音调耳鸣(吱吱声、蝉鸣声、鸟叫声)常为感音器的病变。神经性耳聋听力障碍的共同特点是以高音频率为主,气导大于骨导,Weber试验偏向健侧。

(三)治疗

首先是病因治疗。其他对症治疗包括应用B族维生素、扩张血管药物及能量合剂等。还可行针灸治疗,严重者的听力障碍应佩戴助听器。

二、前庭神经疾病

前庭神经的功能是调节机体平衡和对各种加速度的反应。当前庭功能受到异常刺激和功能障碍时,可出现一系列的症状和体征。

(一)病因

迷路炎、内耳眩晕病、迷路动脉血液供应障碍及药物中毒;脑桥小脑角肿瘤和脑桥小脑角蛛网膜炎；听神经炎和前庭神经元炎；各种原因所致的脑干病变；心血管系统的病变等。

(二)临床表现

1.眩晕

患者感觉自身或外界物体旋转或晃动(或称为运动幻觉)常伴有眼球震颤和共济失调,以及迷走神经的刺激症状如面色苍白、恶心和呕吐、出汗及血压脉搏的变化,严重时可出现晕厥。

2.眼球震颤

通常为自发性眼球震颤,由快相和慢相组成,快相代表眼球震颤的方向。前庭周围性眼球震颤多为水平性,而且伴有明显的眩晕,闭眼后症状并不能减轻。

3.自发性肢体偏斜

表现为站立不稳或向一侧倾倒。肢体偏斜的方向与前庭周围神经病变侧和眼球震颤的慢相是一致的;而前庭中枢性损害三者的方向是不定的。

(三)诊断和鉴别诊断

首先应确定病变是否位于前庭神经,前庭神经损害的部分患者通常伴有听力障碍。其次是根据眩晕的性质和伴发症状、自发性眼球震颤的特点、肢体倾倒的方向及各种前庭功能试验的结果鉴别是前庭周围性病变还是中枢性病变。最后结合以上临床特点和借助于各种辅助检测手段对病变进行进一步地定性诊断或病因诊断。

(四)治疗

1.病因治疗

根据不同的病因采取针对性的治疗,如肿瘤行手术切除;炎症进行抗感染;缺血性病变用扩张血管药物等。

2.对症治疗

(1)常规剂量的各种安定剂和镇静剂。

(2)常规剂量的抗组胺类药物,如盐酸苯海拉明、氯苯那敏、异丙嗪等。

(3)伴有严重呕吐的患者可肌内注射东莨菪碱 0.3 mg,或阿托品0.5 mg。

(4)维生素、谷维素等。

第五节 前庭神经元炎

前庭神经元炎亦称为病毒性迷路炎、流行性神经迷路炎或急性迷路炎。常发生于上呼吸道感染后数天之内，临床特征为急性起病的眩晕、恶心、呕吐、眼球震颤和姿势不平衡。炎症仅限局于前庭系统，耳蜗和中枢神经系统均属正常，是一种不伴有听力障碍的眩晕病。

一、病因及发病机制

病因目前仍不明确，通常认为，前庭神经元炎患者发病前常有感染病史。Shimizu 等在57 例前庭神经元炎病例中测定血清各种病毒抗体水平，26 例显示病毒抗体效价升高达 4 倍以上，故推断此病与病毒感染有直接关系。Chen 等研究认为前庭神经元炎主要影响前庭神经上部，其支配水平半规管和前半规管，而后半规管和球囊的功能受前庭神经下部支配而不受影响。Goebel 等以解剖标本作研究认为，前庭神经上部的骨道相对较长，其和小动脉通过相对狭窄的通道，使前庭神经上部更易受到侵袭和可能起迷路缺血性损害。

另外，亦有报道认为，前庭神经遭受血管压迫或蛛网膜粘连，甚至可因内听道狭窄引起前庭神经缺氧变性而发病。有学者认为，糖尿病可引起前庭神经元变性萎缩，导致眩晕反复发作。

二、病理生理

病理学研究显示，一些前庭神经元炎患者前庭神经切断后，可发现前庭神经有孤立或散在的退行性变和再生现象，神经纤维减少，节细胞空泡形成，神经内胶原沉积物增加。

三、临床表现

(1)本病多发生于中年人，两性发病率无明显差异。

(2)起病突然，病前有发热、上感或泌尿道感染病史，多为腮腺炎、麻疹及带状疱疹病毒引起。

(3)临床表现以眩晕最突出，头部转动时眩晕加剧，多于晚上睡醒时突然发作眩晕，数小时达到高峰，伴有恶心、呕吐，可持续数天或数周，多无耳鸣、耳聋，也有报道约30％病例有耳蜗症状；严重者倾倒、恶心、呕吐、面色苍白。可以一家数人患病,亦有集体发病呈小流行现象。该病一般可以自愈,可能为仅有一次的发作,或在过了12～18个月后有几次后续发作;每次后续发作都不太严重,持续时间较短。

(4)病初有明显的自发性眼震,多为水平性和旋转性,快相向健侧。

(5)前庭功能检查显示单侧或双侧反应减弱,部分病例痊愈后前庭功能恢复正常。

四、辅助检查

(1)眼震电图(ENG)可以客观记录一侧前庭功能丧失的情况,但ENG并非必要,因在急性期自发性眼震等客观体征有助于病变定侧,患者也难于耐受检查。

(2)可行听力检查排除听力损害。

(3)头颅磁共振(MRI),特别要注意内听道检查以排除其他诊断的可能性,如桥小脑角肿瘤,脑干出血或梗死。必要时行增强扫描。

五、诊断

根据感染后突然起病,剧烈眩晕,站立不稳,头部活动时加重,不伴耳鸣、耳聋。前庭功能检查显示单侧或双侧反应减弱,无耳蜗功能障碍;无其他神经系异常症状、体征;预后良好可诊断。

六、鉴别诊断

(一)内耳眩晕病

又称梅尼埃病。本病为一突然发作的非炎性迷路病变,具有眩晕、耳聋、耳鸣及眼震等临床特点,有时有患侧耳内闷胀感等症状。多为单耳发病,男女发病率无明显差异,患者多为青壮年,60岁以上老人发病罕见,近年亦有儿童病例报告。眩晕有明显的发作期和间歇期。发作时患者常不敢睁眼、恶心、呕吐、面色苍白、出汗、甚至腹泻、血压多数偏低等一系列症状。本病病因学说甚多,如变态反应、内分泌障碍、维生素缺乏及精神神经因素等引起自主神经功能紊乱,因之使血管神经功能失调,毛细血管渗透性增加,导致膜迷路积水,蜗管及球囊膨大,刺激耳蜗及前庭感受器时,引起耳鸣、耳聋、眩晕等一系列临床症状。梅尼埃病的间歇期长短不一,从数月到数年,每次发作和程度也不一样。而听力随着发作次数的增加而逐渐减退,最后导致耳聋。

(二)位置性眩晕

眩晕发作常与特定的头位有关,无耳鸣、耳聋。中枢性位置性眩晕,常伴有特定头位的垂直性眼震,且常无潜伏期,反复试验可反复出现,呈相对无疲劳现象。外周性位置性眩晕,又称良性阵发性位置性眩晕,为常见的前庭末梢器官病变;亦称为管石症或耳石症;多数病例发病并无明显诱因,而可能的诱因则多见于外伤;眼震常有一定的潜伏期,呈水平旋转型,多次检查可消失或逐渐减轻,属疲劳性。预后良好,能够自愈。

(三)颈源性眩晕

由颈部疾病所致的眩晕。其特征是既有颈部疾病的表现,又有前庭及耳蜗系统受累的表现,冷热试验此类患者一般均为正常。其病因可能为颈椎病、颈部外伤、枕大孔畸形、后颈部交感神经综合征。颈椎病是椎动脉颅外段血流受阻的主要原因。由于颈椎骨刺及退行性关节炎、椎间盘病变,使椎动脉受压,转颈时更易受压。若动脉本身已有粥样硬化,而对侧椎动脉无法代偿时即出现症状。眩晕与头颈转动有关,可伴有枕部头痛、猝倒、视觉闪光、视野缺失及上肢麻痛。颈椎磁共振检查可以协助诊断。

(四)药物中毒性眩晕

以链霉素最常见。其他有新霉素、卡那霉素、庆大霉素、万古霉素、多黏菌素B、奎宁、磺胺类等药物。有些药物性损害主要影响前庭部分,但多数对前庭与耳蜗均有影响。链霉素中毒引起的眩晕通常于疗程第四周出现,也有短至4天者。在行走、头部转动或转身时眩晕更为明显。于静止、头部不动时症状明显好转或消失。前庭功能检查多无自发性眼震,闭目难立征阳性。变温试验显示双侧前庭功能均减退或消失。如伴耳蜗损害,尚有双侧感音性耳聋。眩晕消失缓慢,需数月甚或1~2年,前庭功能更难恢复。

(五)桥小脑角肿瘤

特别是听神经瘤,早期可出现轻度眩晕、耳鸣、耳聋。病变进一步发展可出现邻近颅神经受损的体征,如病侧角膜反射减退、面部麻木、复视、周围性面瘫、眼震、同侧肢体共济失调。至病程后期,还可出现颅内压增高症状。诊断依据单侧听力渐进性减退、耳鸣;听力检查为感音性耳聋;伴同侧前庭功能早期消失;邻近颅神经(Ⅴ、Ⅶ、Ⅷ)中有一支受累应怀疑为听神经瘤。头颅磁共振检查可以协助诊断。

七、治疗

临床治疗原则是急性期的对症治疗、皮质激素治疗和早期前庭康复治疗。一项小规模的对照研究发现治疗前庭神经炎,皮质激素比安慰剂更有效。最近的一项临床研究比较了甲泼尼龙、阿昔洛韦和甲泼尼龙＋阿昔洛韦三种治疗方法的疗效,结果表明,甲泼尼龙可明显改善前庭神经炎的症状,抗病毒药物无效,两者联合无助于提高疗效。

临床常用治疗方法如下。

(1)一般治疗:卧床休息,避免头、颈部活动和声光刺激。

(2)对症处理:对于前庭损害而产生的眩晕症状应给予镇静、安定剂,眩晕、呕吐剧烈者可肌内注射盐酸异丙嗪(12.5～25.0 mg)或地西泮(10～20 mg)每4～6小时1次。症状缓解不明显者,可酌情重复上述治疗。对长时间呕吐者,必要时行静脉补液和电解质以作补充和支持治疗。

(3)糖皮质激素:可用地塞米松 10～15 mg/d,7～10 天;或服泼尼松 1 mg/(kg·d),顿服或分2次口服,连续 5 天,以后 7～10 天内逐渐减量。注意补钾、补钙、保护胃黏膜。

(4)维生素 B_1 100 mg,肌内注射,每天 1 次;维生素 B_{12} 500 μg,肌内注射,每天1次。治疗2周后改为口服。

(5)前庭康复治疗:前庭神经炎的恢复往往需要数周的时间,患者越早开始前庭康复锻炼,功能恢复就越快、越完全。前庭康复锻炼的目的是加速前庭康复的进程,并改善最终的康复水平。前庭康复计划一般包括前庭-眼反射的眼动训练和前庭-脊髓反射的平衡训练。早期眼震存在,患者应尝试抑制各方向的凝视眼震。眼震消失后,开始头眼协调练习。患者应尝试平衡练习和步态练习。症状好转后应加运动中的头动练习,开始慢,逐渐加快。前庭康复锻炼每天至少2次,每次数分钟,只要患者能够耐受,应尽可能多进行锻炼,并少用抗晕药物。

第六节　多发性脑神经损害

一、概述

多发性脑神经损害是指单侧或双侧、同时或先后两条以上脑神经受损而出现功能障碍。解剖部位的关系和病变部位的不同组合成多发脑神经损害的综合征。

二、病因与病理生理

病因是多种多样的,炎症性疾病、感染后免疫功能障碍、脱髓鞘疾病、肿瘤、中毒、外伤、代谢性疾病等。

三、诊断步骤

(一)病史采集要点

1.起病情况

不同的病因,起病的急缓是不同的,炎症、外伤或血管病起病急,肿瘤的起病较慢,渐进发展。

2.既往病史

注意有无感染、肿瘤、化学物接触、代谢性疾病等,以期发现病因。

(二)主要临床表现和体格检查要点

受损脑神经的不同组合形成不同的综合征,将分别描述。

1.福斯特-肯尼迪综合征

嗅神经和视神经受损。表现为病侧嗅觉丧失、视神经萎缩,对侧视盘水肿。多见于嗅沟脑膜瘤或额叶底部肿瘤。

2.海绵窦综合征

动眼神经、滑车神经、展神经和三叉神经眼支受损。表现为病侧眼球固定、眼睑下垂、瞳孔散大、直间接对光反射和调节反射消失,眼和额部麻木疼痛、角膜反射减弱或消失,眼睑和球结膜水肿及眼球突出。见于感染、海绵窦血栓形成、海绵窦肉芽肿、动静脉瘘或动脉瘤等。

3.眶上裂综合征

动眼神经、滑车神经、展神经和三叉神经眼支受损。表现为病侧眼球固定、上睑下垂、瞳孔散大、光反射和调节反射消失,眼裂以上皮肤感觉减退、角膜反射减弱或消失,眼球突出。见于眶上裂骨折、骨膜炎或邻近肿瘤等。

4.眶尖综合征

视神经、动眼神经、滑车神经、展神经和三叉神经眼支受损。表现为眶上裂综合征＋视力障碍。见于眶尖骨折、炎症或肿瘤等。

5.岩骨尖综合征

三叉神经和展神经受损。表现为病侧眼球外展不能、复视,颜面部疼痛;见于乳突炎、中耳炎、肿瘤或外伤等。

6.小脑脑桥角综合征

三叉神经、外展神经、面神经、听神经受损,病变大时可以累及脑干、小脑或后组脑神经。表现为病侧颜面部感觉减退、角膜反射减弱或消失,周围性面瘫,听力下降、眼震、眩晕和平衡障碍,小脑性共济失调。最多见于听神经瘤,还可见于炎症、血管瘤等。

7.Avellis 综合征

迷走神经和副神经受损。表现为声音嘶哑、吞咽困难、病侧咽反射消失,向对侧转颈无力、病侧耸肩无力;见于局部肿瘤、炎症、血管病或外伤等。

8.Jackson 综合征

迷走神经、副神经和舌下神经受损。表现为声音嘶哑、吞咽困难、病侧咽反射消失,向对侧转颈无力、病侧耸肩无力,病侧舌肌瘫痪、伸舌偏向病侧。见于局部肿瘤、炎症、血管病或外伤等。

9.Tapia 综合征

迷走神经和舌下神经(结状神经节以下的末梢)受损。表现为声音嘶哑,病侧舌肌瘫痪、伸舌偏向病侧。多见于局部外伤。

10.颈静脉孔综合征

舌咽神经、迷走神经和副神经受损。表现为病侧声带和咽部肌肉麻痹出现声嘶、吞咽困难、咽反射消失,向对侧转颈无力、病侧耸肩无力。见于局部肿瘤、炎症等。

11.枕髁-颈静脉综合征

舌咽神经、迷走神经、副神经和舌下神经受损。表现为病侧 Vernet 综合征＋舌肌瘫痪和萎缩。见于颅底枪弹伤、局部炎症、肿瘤等。

12.腮腺后间隙综合征

舌咽神经、迷走神经、副神经和舌下神经受损。表现同 Collet-Sicard 综合征,可有同侧 Horner 征。见于局部肿瘤、炎症、外伤等。

(三)门诊资料分析

详细的病史询问和认真的体检,有助于明确病变范围和可能的原因。

(四)进一步检查项目

局部 X 线摄片、颅脑 CT/MRI 检查,必要时脑脊液检查,有助于了解病变部位、范围、性质和病因。

四、诊断对策

根据临床症状和体征,明确受损的脑神经范围,结合病史和相应的检查以做出诊断,并尽量进行病因诊断。

五、治疗对策

主要是针对病因治疗。存在感染时要抗感染治疗,肿瘤、外伤或血管瘤可以选择手术治疗,脱髓鞘性疾病可予糖皮质激素治疗,代谢性疾病要重视原发病的治疗。

六、预后评估

不同的病因可以有不同的预后。

第三章

自主神经疾病

第一节　肢端血管痉挛症

肢端血管痉挛症是一种少见的肢端小动脉痉挛或功能性闭塞引起的局部（指/趾）缺血征象。

本症常因暴露于寒冷中或情绪激动而诱发，症状表现为肢端皮肤阵发性对称性苍白、发绀和潮红并伴疼痛。本症分为原发性和继发性两种，前者称雷诺病（Raynaud disease，RD），后者称雷诺综合征（Raynaud syndrome，RS），它继发于各种系统疾病，如血栓闭塞性脉管炎、闭塞性动脉硬化、硬皮病、遗传性冷指病及冻疮等。

一、病因与发病机制

本症为肢端小动脉痉挛所致，引起肢端小动脉痉挛的原因可归纳如下。

（一）神经机制

中枢及周围交感神经机能紊乱。研究发现，肢端小动脉壁上肾上腺素受体的密度和敏感性增加，β-突触前受体和病理生理作用，血管壁上神经末梢的反应性增高，以上均提示周围交感神经功能亢进，对正常冷刺激反应过度。一只手震动引起另一只手血管收缩，这现象可被远端周围神经阻滞而控制；身体受冷而肢端不冷可诱发肢端血管痉挛，这现象提示中枢交感性血管收缩机制的作用。

（二）血管壁和血细胞的相互作用

正常的微循环血流有赖于正常的血细胞成分、血浆成分及完整的（未受损伤）内膜。激活的血小板聚集可以阻塞血流，同时释放出血管收缩物质如血栓素

Az、5-羟色胺(5-HT),这些物质可进一步促使血小板聚集。研究发现 RD 患者血浆纤维蛋白原增加、球蛋白增高、血黏度增高、血流变慢、血小板聚集性增高、强直的红细胞和激活的白细胞及纤维蛋白降解降低。RD 的血管壁因素不清,但已知损伤的内膜产生血管收缩物质和血管扩张物质均受到影响,RD 患者血浆中前列环素(PG12)增加、血管收缩物质增高、一氧化氮减少以及 VWF 增高。以上血液及内膜的异常改变是疾病的结果,亦是进一步引起疾病的原因。

(三)炎症及免疫反应

严重的 RS 患者常伴有免疫性疾病或炎症性疾病,如结缔组织病、硬皮病、系统性红斑狼疮、结节性多动脉炎、皮肌炎、肌炎、类风湿性关节炎、混合性结缔组织病、药物性血管炎、血栓栓塞性脉管炎或闭塞性动脉硬化症,因此推测 RS 可能存在免疫或炎症基础。

二、病理与病理生理

疾病早期指趾动脉壁中无病理改变。随着病程进展,动脉壁营养紊乱,动脉内膜增生,中层纤维化,小动脉管腔变小,血流减少;少数患者由于血栓形成及机化,管腔闭塞,局部组织营养障碍。严重者可发生指趾端溃疡,偶有坏死。

根据指动脉病变状况可分为梗阻型和痉挛型,梗阻型有明显的掌指动脉梗阻,多由免疫性疾病和动脉粥样硬化伴随的慢性动脉炎所致。由于存在严重的动脉梗阻,因此对寒冷的正常血管收缩反应就足以引起症状发作。痉挛型无明显指动脉梗阻,低温刺激才引起发作。

三、临床表现

临床特征为间歇性肢端血管痉挛伴疼痛及感觉障碍,寒冷或情绪激动是主要诱因,每次发作可分为 3 个阶段。

(一)局部缺血期(苍白期)

指(趾)、鼻尖或外耳突然变白、僵冷、肢端温度降低、出冷汗和皮肤变白常伴有麻木和疼痛感,为小动脉和毛细血管收缩所致,每次发作持续时间为数分钟至数小时不等。

(二)缺氧期

即缺血期,此时皮温仍低、疼痛、皮色呈青紫或蜡状,持续数小时或数天,然后消退或转入充血期。

（三）充血期

动脉充血，皮温上升，皮色潮红，继之恢复正常。有些患者可以无苍白期或苍白期直接转入充血期，也可在苍白青紫后即恢复正常。少数病例多次发作后，指动脉闭塞，双侧指尖出现缺血、水泡、溃疡形成，甚至指尖坏疽。

四、实验室检查

（一）激发试验

（1）冷水试验：将指（趾）浸于 4 ℃左右的冷水中 1 分钟，可诱发上述典型发作。

（2）握拳试验：两手握拳1.5 分钟后，松开手指，也可出现上述变化。

（3）将手浸泡在 10～13 ℃水中，全身暴露于寒冷的环境中更易激发发作。

（二）指动脉压力测定

用光电容积描记法测定指动脉压力，如指动脉压力低于肱动脉压力且大于 5.3 kPa（40 mmHg），则为梗阻。

（三）指温与指动脉压关系测定

正常时，随着温度降低只有轻度指动脉压下降；痉挛型，当温度减低到触发温度时指动脉压突然下降；梗阻型，指动脉压也随着温度下降而逐渐降低，在常温时指动脉压也明显低于正常。

（四）指温恢复时间测定

用光电容积描记法测定，浸冰水 20 秒后，指温恢复正常的平均时间为 5～10 分钟，而本症患者常延长至 20 分钟以上。

（五）指动脉造影和低温（浸冰水后）

指动脉造影，此法除能明确诊断外，还能鉴别肢端动脉是否存在器质性改变。

五、诊断及鉴别诊断

主要根据临床表现为间歇性指（趾）局部麻痛、皮温降低、皮肤苍白及感觉障碍；寒冷或情绪激动诱发；冷水试验阳性可以确诊。但应与雷诺综合征区别。

六、治疗

（一）一般治疗

避免或减少肢体暴露于寒冷中，保持肢端温暖，冬天戴手套，避免指趾外伤和溃疡。

(二)药物治疗

常用药物:盐酸妥拉苏林 25 mg,每天 3 次。双氢麦角碱 1 mg,每天 1～3 次。利血平 0.25 mg,每天 2～4 次口服。氯丙嗪 25～50 mg,每天 3～4 次。上述药物效果均尚不肯定。

(三)手术治疗

交感神经切除和掌指动脉周围交感神经切除均可选用。

第二节　红斑性肢痛症

红斑性肢痛症为一少见的阵发性血管扩张性疾病。其特征为肢端皮肤温度升高,皮肤潮红、肿胀,产生剧烈灼热痛,尤以足底、足趾为著,环境温度增高时,则灼痛加剧。

一、病因

本症原因未明。多见于青年男女,是一种原发性血管疾病。可能是由于中枢神经、自主神经紊乱,使末梢血管运动功能失调,肢端小动脉极度扩张,造成局部血流障碍,局部充血。当血管内张力增加,压迫或刺激邻近的神经末梢时,则发生临床症状。应用 5-羟色胺拮抗剂治疗本病获得良效,因而认为本症可能是一种末梢性 5-羟色胺被激活的疾病。有人认为,本症是前列腺素代谢障碍性疾病,其皮肤潮红、灼热及阿司匹林治疗有效,皆可能与之有关。营养不良与严寒气候均是主要的诱因。毛细血管血流研究显示这些微小血管对温度的反应增强,形成毛细血管内压力增加和明显扩张。

二、临床表现

主要的症状多见于肢端,尤以双足最为常见。表现为足底、足趾的红、热、肿、痛。疼痛为阵发性,非常剧烈,如烧灼、针刺,夜晚发作次数较多,在发作之间仍有持续性钝痛。温热、行动、肢端下垂或长时站立,皆可引起或加剧发作。晚间入寝时,常因足部温暖而发生剧痛,双足露在被外可减轻疼痛。若用冷水浸足、休息或将患肢抬高时,灼痛可减轻或缓解。

由于皮内小动脉及毛细血管显著地扩张,肢端的皮肤发红及充血,轻压可使红色暂时消失。患部皮肤温度增高,有灼热感,有轻微指压性水肿。皮肤感觉灵敏,患者不愿穿袜子或戴手套。患处多汗。屡次发作后,可发生肢端皮肤与指甲变厚或溃破,偶见皮肤坏死,但一般无感觉及运动障碍。

三、诊断

注意肢端阵发性的红、肿、热、痛四大症状,其次病史中有受热时疼痛加剧,局部冷敷后可减轻疼痛的表现,则大多数病例的诊断并不困难。

四、鉴别诊断

但应与闭塞性脉管炎、红细胞增多症、糖尿病性周围神经炎和轻度蜂窝组织炎等相鉴别,鉴别的要点在于动脉阻塞或周围神经炎时,受累的足部是冷的。雷诺病是功能性血管间歇性痉挛性疾病,通常有苍白或发绀的阶段,受累时的指(趾)呈寒冷、麻木或感觉减退。此外,脊髓结核、亚急性脊髓联合变性、脊髓空洞症等,可发现肢端感觉异常。但它们除轻度苍白外,发作时无客观征象,各病种有感觉障碍等其他特点。

五、治疗

应注意营养,发作时将患肢抬高及施行冷敷可使症状暂时减轻。患者应穿着透气的鞋子,不要受热,避免任何足以引起血管扩张的局部刺激。

(1)对症止痛:阿司匹林小剂量口服,每次 0.3 g,1～2 次/天,可使症状显著减轻,或索米痛片、可卡因、肾上腺素及其他止痛药物等均可服用,达到暂时止痛。近年来,应用 5-羟色胺拮抗剂,如美西麦角,每次 2 mg,3 次/天,或苯噻啶,每次 0.5 mg,1～3 次/天服用,常可获完全缓解。

(2)B 族维生素应用,也有人主张短期肾上腺皮质激素冲击治疗。

(3)患肢用 1% 利多卡因和 0.25% 丁卡因混合液 10 mL,加入生理盐水 10 mL稀释后做踝上部环状封闭及穴位注射,严重者或将其液体做骶部硬膜外局部封闭,亦有一定的效果。必要时施行交感神经阻滞术。

六、预后

本病常很顽固,往往屡次复发与缓解,经好多年而不能治愈;但也有良性类型,对治疗的反应良好。至晚期皮肤指甲变厚,甚至有溃疡形成,但决不至伴有任何致命或丧失肢体的并发症。

第三节　面偏侧萎缩症

面偏侧萎缩症为一种单侧面部组织的营养障碍性疾病,其临床特征是一侧面部各种组织慢性进行性萎缩。

一、病因

本症的原因尚未明了。由于部分病例伴有包括 Horner 综合征在内的颈交感神经障碍的症状,一般认为和自主神经系统的中枢性或周围性损害有关。其他学说牵涉到局部或全身性感染、损伤、三叉神经炎、结缔组织病和遗传变性等。起病多在儿童、少年期,一般在 10~20 岁,但无绝对年限。女性患者较多。

二、病理

面部病变部位的皮下脂肪和结缔组织最先受累,然后牵涉皮肤、皮下组织、毛发和脂腺,最重者侵犯软骨和骨骼。受损部位的肌肉因所含的结缔组织与脂肪消失而缩小,但肌纤维并不受累,且保存其收缩能力。面部以外的皮肤和皮下组织、舌部、软腭、声带和内脏等也偶有涉及。同侧颈交感神经可有小圆细胞浸润。部分病例伴有大脑半球的萎缩,可能是同侧、对侧或双侧的。个别并伴发偏身萎缩症。

三、临床表现

起病隐袭。萎缩过程可以在面部任何部位开始,以眶上部、颧部较为多见。起始点常呈条状,略与中线平行,皮肤皱缩,毛发脱落,称为"刀痕"。病变缓慢地发展到半个面部,偶然波及头盖部、颈部、肩部、对侧面部,甚至身体其他部分,病区皮肤萎缩、皱褶,常伴脱发,色素沉着,毛细血管扩张,汗液分泌增加或减少,唾液分泌减少,颧骨、额骨等下陷,与健区皮肤界限分明。部分病例并呈现瞳孔变化、虹膜色素减少及眼球内陷或突出,眼球炎症、继发性青光眼、面部疼痛或轻度病侧感觉减退、面肌抽搐,以及内分泌障碍等。面偏侧萎缩症者,常伴有身体某部位的皮肤硬化。仅少数伴有临床癫痫发作或偏头痛,但约半数的脑电图记录有阵发性活动。

四、病程

发展的速度不定。大多数病例在进行数年至十余年后趋向缓解,但伴发的癫痫可能继续。

五、诊断

本症形态特殊,当患者出现典型的单侧面部萎缩,而肌力量不受影响时,不难诊断。仅在最初期可能和局限性硬皮病混淆。头面部并非后者的好发部位,本症的"刀痕"式分布也可帮助鉴别。

六、治疗

目前的治疗尚限于对症处理。有人用氢溴酸樟柳碱 5 mg 与生理盐水 10 mL混合,做面部穴位注射,对轻症可获一定疗效。还可采取针灸、理疗、推拿等。有癫痫、偏头痛、三叉神经痛及眼部炎症者应给相应治疗。

第四节　自发性多汗症

正常人在生理情况下排汗过多,可见于运动、高温环境、情绪激动及进食辛辣食物时。另一类可为自发性,也可为炎热季节加重,这种出汗多常为对称性,且以头颈部、手掌和足底等处为明显。

一、病因

自发性多汗症病因多数不明。临床常见到下列因素。

(1)局限性及全身性多汗症:常发生于神经系统的某些器质性疾病,如丘脑、内囊、纹状体或脑干等处的损害时,可见偏身多汗。某些偏头痛、脑炎后遗症亦可见之。此外,小脑、延髓、脊髓、神经节、神经干的损伤、炎症及交感神经系统的疾病,均可引起全身或局部多汗。头部一侧多汗,常由于炎症、肿瘤或动脉瘤等刺激一侧颈交感神经节所引起。神经官能症患者因大脑皮质兴奋与抑制过程的平衡失调,亦可表现自主神经系统不稳定性,而有全身或一侧性过多出汗。

(2)先天性多汗症:往往局限于腋部、手掌和足趾等处,皮肤经常处于湿冷状态,可能与遗传因素有关。见于一些遗传性综合征,如 Spanlang-Tappeiner 综合征、Riley-Day 综合征等。

(3)多种内科疾病皆有促使全身汗液分泌过多的情况,例如结核病、伤寒等传染病、甲状腺功能亢进、糖尿病、肢端肥大症、肥胖症及铅、砷的慢性中毒等。

二、临床表现

多数病例表现为阵发性、局限性多汗,亦有泛发性、全身性,或偏侧性及两侧对称性。汗液分泌量不定,常在皮肤表面结成汗珠。气候炎热、剧烈运动或情感激动时加剧。依多汗的形式可有以下几种。

(一)全身性多汗

表现周身易出汗,外界或内在因素刺激时加剧,患者皮肤因汗液多,容易发生擦破、汗疱疹及毛囊炎等并发症。见于甲状腺功能亢进、脑炎后遗症和下丘脑损害后等。

(二)局限性多汗

好发于头、颈、腋及肢体的远端,尤以掌、跖部最易发生,通常对称地发生于两侧,有的仅发生于一侧或身体某一小片部位。有些患者的手部及足底经常淌流冷汗,尤其在情绪紧张时,汗珠不停渗流。有些患者手足部皮肤除湿冷以外,又呈苍白色或青紫色,偶尔发生水疱及湿疹样皮炎。有些患者仅有足部多汗,汗液分解放出臭味,有时起泡或脱屑、角化层增厚。腋部、阴部也容易多汗,可同时发生臭汗症。多汗患者的帽子及枕头,可以经常被汗水中的油脂所污染。截瘫患者在病变水平以上常有出汗过多,颈交感神经刺激产生局部头面部多汗。

(三)偏身多汗

表现为身体一侧多汗,除临床常遇到卒中后遗偏瘫患者有偏瘫侧肢体多汗外,常无明显神经体征。自主神经系统检查,可见多汗侧皮温偏低,皮肤划痕试验可呈阳性。

(四)耳颞综合征

一侧脸的颞部发红,伴局限性多汗症。多汗常发生于进食酸、辛辣食物刺激味觉后,引起反射性出汗,某些病例尚伴流泪。这些刺激味觉后所致的汗液分泌,同样见于颈交感神经丛、耳大和舌神经支配范围。颈交感性味觉性出汗常见于胸出口部位病变手术后。上肢交感神经切除无论是神经节或节前切除后数周或数年,约 1/3 患者发生味觉性出汗。

三、诊断

根据临床病史,症状及客观检查,诊断并不困难。

四、治疗

以去除病因为主。有时根据患者情况,可以应用下列方法。

（一）局限性多汗

特别四肢远端或颈部为主者，可用 3％～5％甲醛溶液局部擦拭，或用 0.5％醋酸铝溶液浸泡，1 次/天，每次 15～20 分钟。全身性多汗者可口服抗胆碱能药物，如阿托品或颠茄合剂、溴丙胺太林等以抑制全身多汗症。对情绪紧张的患者，可给氯丙嗪、地西泮和氨氮草等。有人采用 20％～25％氯化铝液酊（3 次/周）、5％～10％硫酸锌等收敛剂局部外搽，亦有暂时效果。足部多汗患者，应该每天洗脚及换袜子，必要时擦干皮肤后用 25％氯化铝溶液，疗效较好。

（二）物理疗法

可应用自来水离子透入法，2～3 次/周，以后每月 1～2 次维持，可获得疗效。有人曾提出对严重的掌、跖多汗症，可试用深部 X 线照射局部皮肤，每次 1 Gy，1～2 次/周，总量 8～10 Gy。

（三）手术疗法

对经过综合内科治疗而无效的局部性顽固性多汗症，且产生工作及生活上妨碍者，可考虑交感神经切除术。术前均应先做普鲁卡因交感神经节封闭，以测试疗效。封闭后未见效果者，一般不宜手术。

第五节　神经源性直立性低血压

神经源性直立性低血压是一组原因未明的周围交感神经或中枢神经系统变性病变，直立性晕厥为其最突出表现。

一、诊断

直立性低血压是直立耐受不良的主要原因之一，临床表现主要由器官低血流灌注引起，脑血流灌注不足表现（头晕、眩晕、视物模糊、眼前发黑、无力、恶心、站立不稳、步态蹒跚、面色苍白、出冷汗和意识水平下降或丧失等）最为突出和常见，可合并肌肉灌注不足表现（枕、颈、肩和臂部疼痛或不适）、心脏灌注不足表现（心绞痛）、脊髓灌注不足表现（跛行或跌跤）及肾脏灌注不足表现（少尿）等，虚弱、嗜睡和疲倦亦为其常见表现症状通常在患者从平卧位改为站立位后 30～60 秒内出现，部分患者可在站立后 15 秒内出现或迟至 30 分钟后出现。一般，持续短暂时间后消失,亦可迅速发展为晕厥。一般,在晨间较为严重,体位突然改变、过多摄入食物、高环境温度、洗热水澡、用力排便或排尿、饮酒及服用扩血管药物等常可诱发或加重直立性低血压。

有关诊断直立性低血压的标准尚未完全统一,目前采用较多的直立性低血压的诊断标准是:患者从平卧位改为站立位后,动脉收缩压下降 2.7 kPa(20 mmHg)以上,或舒张压下降 1.3 kPa(10 mmHg)以上,且伴有脑血流灌注不足的表现。

如果症状提示直立性低血压,但初步检查不能确诊,应在患者早晨离床站立时或进食后测量。一次测量直立时血压没有明显下降并不足以排除直立性低血压。

临床上对诊断直立性低血压最有帮助的检查是倾斜试验,患者平卧于电动试验床,双足固定,待一定时间心血管功能稳定后,升高床头 45°~60°或直立,适时测量患者的心率和血压,可以比较准确地反映患者对体位改变的代偿功能。

直立耐受不良是指站立时出现脑血流灌注不足或自主神经过度活动表现(心悸、震颤、恶心和晕厥等),转为卧位后相应症状减轻或消失,血管迷走性晕厥、体位性心动过速综合征和直立性低血压等均以直立耐受不良为主要表现,因此诊断神经源性直立性低血压首先应与血管迷走性晕厥和体位性心动过速综合征等鉴别。与神经源性直立性低血压比较,体位性心动过速综合征交感神经过度活动表现(震颤、焦虑、恶心、出汗和肢端血管收缩等)突出,卧位变直立位时心率明显增加,而血压下降不明显。

神经源性直立性低血压尚需与继发性直立性低血压相鉴别,神经源性直立性低血压常见于中年男性,起病隐匿,早期患者症状较轻,直立相当时间后才出现症状,且较轻微;直立时不伴明显心率增加和血浆去甲肾上腺素的改变;随着病情发展,症状逐渐加重以致不能连续站立 1~2 小时;严重者于直立位时立即出现晕厥,需长期卧床直立性低血压亦可继发于糖尿病性自主神经病变、血容量不足等。继发性直立性低血压除有相应原发疾病表现外,头晕、晕厥等脑供血不足症状出现较急,伴有直立时心率明显加快,随着原发疾病的好转,脑供血不足等症状亦随着好转。一种或多种继发性直立性低血压的因素可同时存在于神经源性直立性低血压患者,使低血压症状加重。

二、病理生理

在人体全身静脉容纳大约 70% 的血容量,15% 的血容量在心肺,10% 的血容量在全身动脉,而毛细血管只有 5% 的血容量。因此,体内绝大部分血容量是在低压系统内,包括全身静脉、肺循环等。当人体从卧位变直立时,由于重力的效应及循环调节作用,500～700 mL(7～10 mL/kg)的血液快速转移至盆部和双下肢。血液的重新分布通常在 2～3 分钟内完成。由于静脉回流减少,导致心室充盈减少,可使心排血量下降约 20%,每搏输出量下降 20%～50%,导致动脉血压下降。

正常情况下,动脉血压的急剧改变会启动体内心血管系统的代偿机制,可分别刺激心肺的容量感受器及位于主动脉弓与颈动脉窦的压力感受器,冲动经迷走神经及舌咽神经传至延髓的血压调节中枢,经中枢整合后,提高交感神经的兴奋性并降低副交感神经的兴奋性,致效应器部位的去甲肾上腺素及肾上腺素水平提高,引起静脉及小血管收缩,心率加快,心脏收缩力提高以及肾脏水钠潴留,同时激活肾上腺素-血管紧张素-醛固酮系统。当这些代偿机制健全时,一般直立后收缩压有轻度下降(0.7～1.3 kPa),而舒张压有轻微提高(0.4～0.7 kPa),心率加快可达 5～20 次/分。下肢的骨骼肌与单向静脉瓣的共同作用,亦阻止血液反流,驱使血液回流至心脏。下肢骨骼肌收缩可产生 12.0 kPa 的驱动力,在站立或运动时都是保证血液回流的重要因素。

以上代偿机制的任一环节出现功能紊乱,都可以导致直立后血压明显下降。根据引起直立性低血压的不同病理生理机制。直立性低血压可分为以下类型:①慢性、进行性、不可逆的直立性低血压:通常是中枢或外用神经系统的进行性、退化性的病变引起,这一类直立性低血压的病理主要是血管中枢的进行性、不可逆的损害,或者是部分或全部交感神经反应的损害,此型直立性低血压最常见的原因是自主神经功能紊乱或衰竭。因此,在站立时,外周血管的收缩能力明显减弱。②急性、一过性、可逆性的直立性低血压:通常是短暂的外源性因素作用,如低血容量、麻醉、外科手术、制动或药物影响等。在直立性低血压中,此类患者占大多数。此类型直立性低血压患者,尽管交感神经系统未受损害,但有功能上的失调,如下肢静脉 α 肾上腺素能受体功能下降,而 β 肾上腺素能受体的功能却正常,导致被动性血管扩张。

由交感神经节后神经元病变引起者,副交感神经系统相对完整,中枢神经系统亦不受影响,临床表现性为单纯自主神经功能衰竭(pure autonomic failure, FAF),其特点为直立时头昏、头晕、晕厥、视物模糊、全身无力、发音含糊及共济失调。患者卧位时血压正常,但站立时则收缩压及舒张压较快地下降达 2.7～5.3 kPa(20～40 mmHg)或更多。在昏厥发作时,除早期患者偶有心率代偿性增快外,一般发作时无心率的变化,也无苍白、出汗和恶心等先兆表现。可伴有无汗、阳痿、大小便障碍。血浆去甲肾上腺素水平在患者平卧时低于正常,站立时升高不明显,注射去甲肾上腺素存在失神经支配高敏现象。

由胸段脊髓侧角细胞变性引起者,病变常波及基底核、橄榄、脑桥和小脑。其自主神经功能障碍表现与由交感神经节后神经元病变引起者无差别,但随时间推移,常有帕金森综合征、小脑症状和锥体束征等出现,此时称为多系统萎缩。该病变患者安静时血浆去甲肾上腺素水平正常,但站立时不升高,对注射去甲肾上腺素的敏感性反应正常。

三、治疗

直立性低血压的治疗目的并非一定要使血压恢复正常,而是要减轻因血流灌注不足而出现的症状。因此,原则上只有在有症状时才有必要治疗。继发性直立性低血压通过积极病因治疗多可自行恢复。原发性直立性低血压因无明确病因,治疗以对症支持等综合治疗为主,而疾病以后的发展进程则由其存在的基础疾病来决定。通过教育让患者了解认识疾病及其治疗措施对争取患者配合,达到治疗效果最大化有重要作用。

认识和去除可加重原发性直立性低血压症状的因素是首要步骤。引起继发性直立性低血压的原因均可合并存在于原发性直立性低血压,因此对明确诊断的原发性直立性低血压患者,亦应注意搜寻和去除这些可加重直立性低血压的因素。

物理治疗是直立性低血压的基础治疗,维持或恢复血容量、使用拟交感性药物促血管收缩为一线治疗措施,血管升压素类似物、重组促红细胞生成素和咖啡因等为一线治疗措施的补充,α肾上腺素受体拮抗剂、β肾上腺素受体拮抗剂、生长抑素及其类似物、双羟苯丝氨酸、双氢麦角碱、多巴胺拮抗剂(甲氧氯普胺、多潘立酮)和乙酰胆碱酯酶抑制剂(溴吡斯的明)等对直立性低血压可能有效,临床研究结果尚未一致。

(一)物理治疗

物理治疗的目标是提高循环血容量和防止静脉淤血。提高患者对体位改变的耐受性。常见措施:①改善饮食习惯,应少食多餐。患者进餐后2小时以内避免进行过度活动,进餐后最好坐或躺一会儿,尤其是在早餐后(因更易诱发直立性低血压)。避免浓茶,戒酒。②加强肢体活动或锻炼。在床上进行双下肢锻炼,可防止下肢肌肉失去适应性。当患者坐立或双下肢垂于床边时,应间歇运动双下肢。③促进静脉回流。站立时,间歇踮脚尖或双下肢交替负重,通过肌肉收缩,可促进静脉回流。采用高至腰部的下肢弹力袜,尤在下肢静脉曲张患者,以利静脉回流。站立时使用,平卧后则取下。鼓励患者进行深而慢的呼吸运动,避免过度用力,因可增加胸腔压力而影响静脉回流。④从卧位到坐位和立位时缓慢变换体位使其有一个适应时间,减轻相应的症状。⑤夜间睡眠时,抬高上身(15°～30°)睡眠可激活肾素-血管紧张素-醛固酮系统,减少夜尿,保持血容量,并降低夜间高血压。⑥保持病室温度,不宜过高。避免直接日晒及洗热水澡或睡眠时用电热毯等。

独立按治疗计划训练和用生物反馈增强的行为训练,可以减少症状出现的次数和减轻症状。在严重病例,可以在药物治疗的同时附加倾斜训练,这样通过有规律地训练直立体位性适应过程可以完善和改善自主性反射。

(二)增加血容量

适度增加血容量有助于缓解症状,但有时可促发卧位高血压,除有充血性心力衰竭外,均不应限制钠盐的摄入,此类患者在低钠饮食时,体内保留钠的能力不足,若无禁忌,高盐饮食(每天 12～14 g)和增加饮水量(每天 2～5 L)有一定效果。

口服肾上腺皮质激素-α氟氢可的松可增加水钠潴留,有一定治疗效果。开始每天 0.1～0.3 mg口服,之后可根据血压调整剂量,每天剂量可达 1.0 mg,最佳有效作用为用药后 1～2 周。有卧位高血压、心肾功能不全者慎用。

吲哚美辛每天 75～150 mg,分 3 次口服可抑制肾上腺髓质前列腺素(PGA$_2$和 PGE$_2$)合成,减少血液在外周血管的积聚。使用时注意保护胃黏膜。

(三)促进血管收缩

米多君为 α 受体激动剂,每次口服 10 mg,每天 3 次可增加站立时的收缩压,明显改善起立时头昏、头晕、晕厥等症状,是目前治疗直立性低血压效果最好的药物,不良反应有立毛反应、尿潴留和卧位时高血压等。

口服盐酸麻黄碱,每次 25 mg,每天 3～4 次;或服用苯异丙胺,每次 10～20 mg,每天 2～3 次,有一定效果。服用单胺氧化酶抑制剂如异烟肼、呋喃唑酮后可促使交感神经末梢释放去甲肾上腺素,并抑制其重吸收,常使血压增高,严重病例亦可同时应用酪胺治疗,但治疗期间,每天早晚测量血压。L-DOPS 为去甲肾上腺素的前体,每次口服 100 mg,每天 3 次可提高平均动脉压、舒张压及局部血流量,但忌用于有高热的患者。

对合并低血浆去甲肾上腺素的重症患者,可用肾上腺素口服,剂量从 15 mg,每天 3 次开始,逐渐增加剂量到 30～45 mg,每天 3 次。剂量大时常见不良反应有失眠、食欲降低、肢体震颤、快速心律失常等。

(四)其他治疗

对伴有贫血的患者,使用重组促红细胞生成素 50 U/kg,每周 3 次,连用 6～10 周,可明显改善起立时头昏、头晕和晕厥等症状和贫血。血管升压素类似物去氨加压素乙酸盐 5～40 μg 经鼻喷雾或 100～800 μg 口服可防止夜尿、体重丧失和减轻夜间体位性血压下降。咖啡因通过阻滞血管扩张性腺苷受体减轻直立性低血压患者的餐后低血压,用量为每天 100～250 mg,口服。

卧位高血压常伴随原发性直立性低血压患者,给治疗带来困难。大多数直立性低血压患者耐受连续的卧位高血压而无不幸效应,高血压性终末器官损害亦不常见。少量饮酒或用短作用降压药物可以降低卧位高血压。

盐酸哌甲酯 10～20 mg,早晨及中午各服 1 次,可提高大脑兴奋性。复方左旋多巴可改善锥体外系症状,开始剂量为每次 125 mg,每天 2 次,逐渐增加到每次 250 mg,每天 3～4 次,随时根据患者的反应调整剂量。

第四章

感染性疾病

第一节 脑蛛网膜炎

脑蛛网膜炎又称浆液性脑膜炎、局灶性粘连性蛛网膜炎,是脑的蛛网膜发生炎症,慢性者可粘连或形成囊肿,可引起脑组织损害及脑脊液循环障碍。

本病多数继发于急性或慢性软脑膜感染,以结核最为常见,颅脑外伤,蛛网膜下腔异物刺激,颅外感染也可引起,以蛛网膜急慢性炎症性损害为病理基础。

一、病因

引起本病的主要原因大致包括三方面。

(一)特发性蛛网膜炎

部分患者的病因尚不明确。

(二)继发性蛛网膜炎

既可继发于颅内疾病,又可继发于颅外的疾病,颅内见于蛛网膜下腔出血、急性或慢性脑膜感染、颅脑外伤、脑寄生虫病等;颅外分为局灶性和全身性感染,前者如中耳炎、鼻及鼻窦炎、乳突炎、龋齿、咽喉部感染等;后者如结核、流行性感冒、梅毒、流行性腮腺炎、风湿热、伤寒、百日咳、白喉、败血症、疟疾等,其中以结核、流行性感冒最常见。

(三)医源性蛛网膜炎

见于诊疗操作过程中所引起的蛛网膜炎,如脑室或髓鞘内药物注射、脑池造影检查、颅脑手术及介入治疗等。

二、病理

蛛网膜呈弥漫性或局限性增厚，常与硬脑膜、软脑膜、甚至脑组织、脑神经发生粘连。有的形成囊肿，其中含脑脊液。脑蛛网膜炎粘连可以影响脑脊液循环及吸收，从而引起脑室扩大，形成脑积水。镜下见大量的炎性细胞浸润，网状结构层呈现纤维增殖型变化。脑部病变部位主要侵犯大脑半球凸面、脑底部、小脑半球凸面及脑桥小脑角。

三、临床表现

任何年龄均可发病，以中年多见，大多数患者以慢性或亚急性起病，少部分急性发病。根据起病的形式和病变部位不同，临床表现可以分为下列5型。

(一)急性弥漫型

主要为急性脑膜炎综合征的表现，但程度较轻，局灶性神经系统体征不明显。症状数天或数周内可改善，或呈波动性发病。

(二)慢性弥漫型

慢性起病，除脑膜炎综合征的表现外，常伴有颅内压增高和脑神经损害的症状。

(三)半球凸面型

常有局限性癫痫，单瘫、偏瘫、失语、感觉障碍、精神及行为异常，临床表现与脑肿瘤相似。此外，还可伴有颅内压增高的症状。

(四)幕上脑底型

病变主要累及视交叉与第三脑室底部。视交叉损害表现为头痛、视力减退或失明、视野缺损，视神经检查可见一侧或两侧视力下降，单侧或双颞侧偏盲，中心暗点、旁中心暗点或向心性周边视野缩小，眼底可见视神经盘水肿或视神经萎缩。第三脑室底部损害表现为烦渴、尿崩、肥胖、嗜睡、糖代谢异常等。

(五)颅后窝型

病变堵塞第四脑室出口可造成阻塞性脑积水，常表现为颅内高压症、眼球震颤、共济失调及外展神经麻痹。病变累及脑桥小脑角常出现第Ⅴ、Ⅵ、Ⅶ、Ⅷ对脑神经损害及小脑体征等。

四、辅助检查

(一)实验室检查

脑脊液:压力正常或增高,细胞数及蛋白含量轻度增高,多数患者完全正常。

(二)影像学检查

CT 和 MRI 显示颅底部脑池闭塞及脑室扩大。脑 MRI 在 T_2 加权像上可见脑表面局部脑脊液贮积与囊肿形成。

(三)放射性核素脑显像

放射性核素脑池扫描可见核素在脑池及蛛网膜颗粒内淤积,吸收延迟。

五、诊断

根据发病前有蛛网膜下腔出血、头部外伤、颅内或颅外感染。脑室内介入治疗史,起病的形式,症状缓解与复发的特点,结合颅脑 CT 或 MRI 影像学改变,可以做出诊断。病因方面在排除继发性和医源性的蛛网膜炎外,应考虑特发性的可能。

六、治疗

(一)病因治疗

对已明确的细菌或结核菌感染者必须应用抗生素或抗结核药物治疗。

(二)抗感染治疗

对弥漫性蛛网膜炎患者可应用肾上腺皮质激素治疗,如地塞米松 5～10 mg/d,静脉滴注,连用 7～14 天。

(三)抗粘连治疗

解除粘连可用糜蛋白酶 5 mg 或胰蛋白酶 5～10 mg 肌内注射,每天 1 次。严重粘连的患者可髓鞘内注射糜蛋白酶或地塞米松,每周一次。药物治疗无效者可根据病情进行蛛网膜粘连松解术。

(四)颅内高压处理

有颅内高压者应给予高渗性脱水剂,如 20% 甘露醇、甘油果糖等。经药物治疗无效、脑积水进行性加重或颅内压增高脑疝形成的早期患者,可施行脑脊液分流术。

(五)手术治疗

造成明显压迫症状的蛛网膜囊肿,可考虑手术摘除。

第二节 结核性脑膜炎

结核性脑膜炎(tuberculous meningitis，TBM)是由结核分枝杆菌侵入蛛网膜下腔引起的软脑膜、蛛网膜非化脓性慢性炎症病变。在肺外结核中有5%～15%的患者累及神经系统，其中又以结核性脑膜炎最为常见，约占神经系统结核的70%。TBM的临床表现主要有低热、头痛、呕吐、脑膜刺激征。TBM任何年龄均可发病，以青少年多见。艾滋病患者、营养不良者、接触结核传染源者、精神病患者，老人、乙醇中毒者是患病的高危人群。自20世纪60年代推广卡介苗接种后，本病发病率显著降低。近年来，因结核分枝杆菌的基因突变、抗结核药物研制相对滞后等，使得结核病的发病率及死亡率逐渐升高。

一、病因与发病机制

TBM是由结核分枝杆菌感染所致。结核分枝杆菌可分为4型：人型、牛型、鸟型、鼠型。前两型对人类有致病能力，其他两型致病者甚少。结核菌的原发感染灶90%发生于肺部。当机体防御功能发生障碍时；或结核菌数量多，毒力大、机体不能控制其生长繁殖时，则可通过淋巴系统、血行播散进入脑膜、脑实质等部位。

TBM的发病通常有以下两个途径。

(一)原发性扩散

结核菌由肺部、泌尿生殖系统、消化道等原发结核灶随血流播散到脑膜及软脑膜下种植，形成结核结节，在机体免疫力降低等因素诱发下，病灶破裂蔓延及软脑膜、蛛网膜及脑室。形成粟粒性结核或结核瘤病灶，最终导致TBM。

(二)继发性扩散

结核菌从颅骨或脊椎骨结核病灶直接进入颅内或椎管内。

TBM的早期由于引起脑室管膜炎、脉络丛炎，导致脑脊液分泌增多，可并发交通性脑积水；由于结核性动脉内膜炎或全动脉炎，可发展成类纤维性坏死或完全干酪样化导致血栓形成，发生脑梗死而偏瘫等。

二、临床表现

本病可发生于任何年龄，约80%的病例在40岁以前发病，儿童约占全部病例的 20％。TBM 的临床表现与年龄有关,年龄越小者早期症状越不典型,儿童可以呈急性发病,发热、头痛、呕吐明显,酷似化脓性脑膜炎;艾滋病或特发性 CD4$^+$ 细胞减少者合并 TBM 时无反应或低反应的改变,临床症状很不典型;老年 TBM 患者头痛及呕吐症状、颅内高压症和脑脊液改变不典型,但结核性动脉内膜炎引起脑梗死的较多。一般起病隐匿,症状轻重不一,早期表现多为所谓"结核中毒症状",随病情进展,脑膜刺激征及脑实质受损症状明显。

(一)症状与体征

1.结核中毒症状

低热或高热,头痛,盗汗,食欲缺乏,全身倦怠无力,精神萎靡不振,情绪淡漠或激动不安等。

2.颅内高压征和脑膜刺激征

发热、头痛、呕吐及脑膜刺激征是 TBM 早期最常见的临床表现,常持续 1～2 周。早期由于脑膜、脉络丛和室管膜炎症反应,脑脊液生成增多,蛛网膜颗粒吸收下降,形成交通性脑积水,颅内压轻至中度增高;晚期蛛网膜、脉络丛和室管膜粘连,脑脊液循环不畅,形成完全或不完全梗阻性脑积水,颅内压明显增高,出现头痛、呕吐、视盘水肿,脉搏和呼吸减慢,血压升高。神经系统检查有颈强直,Kernig 征阳性、Brudzinski 征阳性,但婴儿和老人脑膜刺激征可不明显;颅内压明显增高者可出现视盘水肿、意识障碍,甚至发生脑疝。

3.脑实质损害症状

常在发病 4～8 周出现,可由脑实质炎症,或血管炎引起脑梗死;或结核瘤、结核结节等可致抽搐、瘫痪、精神障碍及意识障碍等。偏瘫多为结核性动脉炎使动脉管腔狭窄、闭塞引起脑梗死所致;四肢瘫可能由于基底部浓稠的渗出物广泛地浸润了中脑的动脉引起缺血、双侧大脑中动脉或双侧颈内动脉梗死所致。不自主运动常由于丘脑下部或纹状体血管炎症所致,但较少见。急性期可表现为轻度谵妄状态,定向力减退,甚至出现妄想、幻觉、焦虑、恐怖或木僵状态,严重者可致深昏迷。晚期可有智力减退,行为异常。部分患者临床好转后,尚可遗留情感不稳、发作性抑郁等。

4.脑神经损害症状

20.0％～31.3％的 TBM 因渗出物刺激及挤压、粘连等引起脑神经损害,以单侧或双侧视神经、动眼神经、展神经多见,引起复视、斜视、眼睑下垂、眼外肌麻痹、一侧瞳孔散大、视力障碍等;也可引起面神经瘫痪、吞咽及构音障碍等。

(二)临床分期

1.前驱期

多在发病后1~2周。开始常有低热、盗汗、头痛、恶心、呕吐、情绪不稳、易激动、便秘、体重下降等。儿童患者常有性格的改变,如以往活泼愉快的儿童,变得精神萎靡、易怒、好哭、睡眠不安等。

2.脑膜炎期

多在发病后2~4周。因颅内压增高使头痛加重,呕吐变为喷射状,部分患者有恶寒、高热、严重头痛,轻度意识障碍,可见脑神经麻痹(多为轻瘫,出现的概率由高至低依次为展神经、动眼神经、三叉神经、滑车神经、面神经、舌咽神经、迷走神经、副神经、舌下神经),脑膜刺激征与颈项强直明显,深反射活跃。Kernig征与Brudzinski征阳性,嗜睡与烦躁不安相交替,可有癫痫发作。婴儿可前囟饱满或膨隆,眼底检查可发现脉络膜上血管附近有圆形或长圆形灰白色、外围黄色的结核结节及视盘水肿。随病程进展,颅内压增高日渐严重,脑脊液循环、吸收障碍发生脑积水。脑血管炎症所致脑梗死累及大脑动脉导致偏瘫及失语等。

3.晚期

多在发病后4周以上。以上症状加重,脑功能障碍日渐严重,昏迷加重,可有较频繁的去大脑强直或去皮质强直性发作,大小便失禁,常有弛张高热、呼吸不规则或潮式呼吸,血压下降,四肢肌肉松弛,反射消失,严重者可因呼吸中枢及血管运动中枢麻痹而死亡。

(三)临床分型

1.浆液型

即浆液性结核性脑膜炎,是由邻近结核病灶引起但未发展成具有明显症状的原发性自限性脑膜反应。主要病变是脑白质水肿。可出现轻度头痛、嗜睡和脑膜刺激征,脑脊液淋巴细胞数轻度增高,蛋白含量正常或稍高,糖含量正常。有时脑脊液完全正常。呈自限性病程,一般1个月左右即自然恢复。本型只见于儿童。

2.颅底脑膜炎型

局限于颅底,常有多脑神经损害,部分病例呈慢性硬脑膜炎表现。

3.脑膜脑炎型

早期未及时抗结核治疗,患者脑实质损害,出现精神症状、意识障碍、颅压增高、肢体瘫痪等。

三、辅助检查

(一)血液检查

1.血常规检查

血常规检查大多正常,部分病例在发病初期白细胞轻、中度增加,中性粒细胞增多,红细胞沉降率增快。

2.血液电解质

部分患者伴有血管升压素异常分泌综合征,可出现低钠和低氯血症。

(二)免疫检查

约半数患者皮肤结核菌素试验为阳性。小儿阳性率可达 93%,但晚期病例、使用激素后则多数阴性;前者往往揭示病情严重,机体免疫反应受到抑制,预后不良,故阴性不能排除结核。卡介苗皮肤试验(冻干的卡介苗新鲜液 0.1 mL 皮内注射)24~48 小时出现直径 5 mm 以上硬丘疹为阳性,其阳性率可达 85%。

(三)脑脊液检查

1.常规检查

(1)性状:疾病早期脑脊液不一定有明显改变,当病程进展时脑脊液压力增高,可达 3.9 kPa(400 mmH$_2$O)以上,晚期可因炎症粘连、椎管梗阻而压力偏低,甚至出现"干性穿刺";脑脊液外观无色透明,或呈磨玻璃样的混浊,静置 24 小时后约 65% 出现白色网状薄膜。后期有的可呈黄变;偶有因渗血或出血而呈橙黄色。

(2)细胞数:脑脊液白细胞数呈轻到中度增高[(50~500)×10^6/L],86% 以淋巴细胞为主。

2.生化检查

(1)蛋白质:脑脊液蛋白含量中度增高,通常达 1~5 g/L,晚期患者有椎管阻塞可高达 10~15 g/L,脑脊液呈黄色,一般病情越重蛋白含量越高。

(2)葡萄糖:脑脊液中葡萄糖含量多明显降低,常在 1.65 mmol/L 以下。在抽取脑脊液前1小时应采血的同时测定血糖,脑脊液中的葡萄糖含量约为血糖含量的 1/2~2/3(脑脊液中葡萄糖含量正常值为45~60 mmol/L),如果 TBM 患者经过治疗后脑脊液糖含量仍低于 1.1 mmol/L,提示预后不良。

(3)氯化物:正常 CSF 氯化物含量 120~130 mmol/L,较血氯水平高,约为血中的 1.2~1.3 倍。脑脊液中的氯化物容易受到血氯含量波动的影响,氯化物含量降低常见于结核性脑膜炎、细菌性脑膜炎等,尤以 TBM 最为明显。

值得注意的是,TBM 时 CSF 的常规和生化改变与机体的免疫反应性有关,对无反应或低反应者,往往 TBM 的病理改变明显,而 CSF 的改变并不明显,例如艾滋病患者伴 TBM 时即可如此。

3.脑脊液涂片检查细菌

常用脑脊液 5 mL 经 3 000 转/分离心 30 分钟,沉淀涂片找结核分枝杆菌。方法简便、可靠,但敏感性较差,镜检阳性率较低(20%~30%),薄膜涂片反复检查阳性率稍高(57.9%~64.6%)。

4.脑脊液结核菌培养

脑脊液结核菌培养是诊断结核感染的金标准,但耗时长且阳性率低(10%左右)。结核菌涂片加培养阳性率可达 80%,但需时 2~5 周;涂片加培养再加豚鼠接种的阳性率可达 80%~90%。

5.脑脊液酶联免疫吸附试验

可检测脑脊液中的结核菌可溶性抗原和抗体,敏感性和特异性较强,但病程早期阳性率仅为 16.7%;如用 ABC-ELISA 测定脑脊液的抗结核抗体,阳性率可达 70%~80%;ELISA 测定中性粒细胞集落因子的阳性率也可达 90%左右。随着病程延长,阳性率增加,也存在假阳性可能。

6.脑脊液聚合酶链反应(PCR)检查

早期诊断率高达 80%,应用针对结核菌 DNA 的特异性探针可检测出痰液和脑脊液中的小量结核菌,用分子探针可在 1 小时查出结核菌。本法操作方便,敏感性高,但特异性不强,假阳性率高。

7.脑脊液腺苷脱氨酶(ADA)的检测

TBM 患者脑脊液中 ADA 显著增加,一般多超过 10 U/L,提示细胞介导的免疫反应增高,区别于其他性质的感染,特别在成人的价值更大。

8.脑脊液免疫球蛋白测定

TBM 患者脑脊液免疫球蛋白含量多升高,一般以 IgG、IgA 含量增高为主,IgM 含量也可升高。病毒性脑膜炎仅 IgG 含量增高,化脓性脑膜炎为 IgG 及 IgM 含量增高,故有助于与其他几种脑膜炎鉴别。

9.脑脊液淋巴细胞转化试验

即 ^{3}H 标记胸腺嘧啶放射自显影法。测定在结核菌素精制蛋白衍化物刺激下,淋巴细胞转化率明显增高,具有特异性,有早期诊断意义。

10.脑脊液乳酸测定

正常人脑脊液乳酸(CSF-LA)测定为 10～20 mg/dL，TBM 患者明显增高，抗结核治疗数周后才降至正常。此项测定有助于 TBM 的鉴别诊断。

11.脑脊液色氨酸试验

阳性率可达 95％～100％。方法：取脑脊液 2～3 mL，加浓盐酸 5 mL 及 2％甲醛溶液 2 滴，混匀后静置 4～5 分钟，再慢慢沿管壁加入 0.06％亚硝酸钠溶液 1 mL，静置 2～3 分钟，如两液接触面出现紫色环则为阳性。

12.脑脊液溴化试验

即测定血清与脑脊液中溴化物的比值。正常比值为 3∶1，结核性脑膜炎时比值明显下降，接近1∶1。

13.脑脊液荧光素钠试验

用 10％荧光素钠溶液 0.3 mL/kg 肌内注射，2 小时后采集脑脊液标本，在自然光线下与标准液比色，如含量＞0.000 03％为阳性，阳性率较高。

(四)影像学检查

1.X 线检查

胸部 X 线检查如发现肺活动性结核病灶有助于本病诊断。头颅 X 线片可见颅内高压的现象，有时可见蝶鞍附近的基底部和侧裂处有细小的散在性钙化灶。

2.脑血管造影

其特征性改变为脑底部中小动脉的狭窄或闭塞。血管狭窄与闭塞的好发部位为颈内动脉虹吸部和大脑前、中动脉的近端，还可出现继发性侧支循环建立。脑血管造影异常率占半数以上。

3.CT 检查

可发现脑膜钙化、脑膜强化、脑梗死、脑积水、软化灶、脑实质粟粒性结节和结核瘤、脑室扩大、脑池改变及脑脓肿等改变。

4.MRI 检查

可显示脑膜强化，以及坏死、结节状强化物、脑室系统扩大、积水、视交叉池及环池信号异常；脑梗死主要发生在大脑中动脉皮质区与基底节；结核瘤呈大小不等的圆形信号，T_2WI 上中心部钙化呈低信号，中心部为干酪样改变则呈较低信号，其包膜呈低信号，周围水肿呈高信号，化脓性呈高信号，T_1WI 显示低信号或略低信号。

（五）脑电图检查

TBM 脑电图异常率约 11％～73％。成人 TBM 早期多为轻度慢波化，小儿可为高波幅慢波，严重者显示特异性、广泛性 0.5～3.0 c/s 慢波。炎症性瘢痕可出现发作性棘波、尖波或棘（尖）慢综合波或局限性改变。随治疗后症状好转，脑电图亦有改善，且脑电图一般先于临床症状改善。

四、诊断与鉴别诊断

（一）诊断

根据结核病史或接触史，呈亚急性或慢性起病，常有发热、头痛、呕吐、颈项强直和脑膜刺激征，脑脊液有淋巴细胞数增多、糖含量降低；颅脑 CT 或 MRI 有脑膜强化，就要考虑到 TBM 的可能性。脑脊液的抗酸杆菌涂片、结核分枝杆菌培养和 PCR 检测可作出 TBM 的诊断。

（二）鉴别诊断

婴幼儿、老年人、艾滋病患者、特发性 CD4$^+$ 降低者 TBM 临床表现往往不典型或抗结核治疗效果不好者需要与下列疾病鉴别。

1.新型隐球菌性脑膜炎

呈亚急性或慢性起病，脑脊液改变与 TBM 类似。新型隐球菌性脑膜炎颅内高压特别明显，脑神经损害出现比 TBM 晚，脑脊液糖含量降低特别明显。临床表现及脑脊液改变酷似结核性脑膜炎，但新型隐球菌性脑膜炎起病更缓，病程长，可能有长期使用免疫抑制药及抗肿瘤药史，精神症状比结核性脑膜炎重，尤其是视力下降最为常见。新型隐球菌性脑膜炎多无结核中毒症状，脑脊液涂片墨汁染色可找到隐球菌。临床上可与结核性脑膜炎并存，应予注意。

2.化脓性脑膜炎

重症 TBM 临床表现与化脓性脑膜炎相似，脑脊液细胞数大于 $1\,000 \times 10^6$/L，分类以中性粒细胞为主，需要与化脓性脑膜炎鉴别。脑脊液乳酸含量大于 300 mg/L 有助于化脓性脑膜炎的诊断；反复腰椎穿刺、细菌培养、治疗试验可进一步明确诊断。

3.病毒性脑膜炎

发病急、早期脑膜刺激征明显，高热者可伴意识障碍，1/3 的患者首发症状为精神症状。脑脊液无色透明，无薄膜形成，糖及氯化物含量正常。虽然 TBM 早期或轻型病例脑脊液改变与病毒性脑膜炎相似，但后者 4 周左右明显好转或痊愈,病程较 TBM 短,可资鉴别。

4.脑膜癌

脑脊液可以出现细胞数及蛋白含量增高、糖含量降低,容易与 TBM 混淆。但多数患者颅内高压的症状明显,以头痛、呕吐、视盘水肿为主要表现,病程进行性加重,脑脊液细胞检查可发现肿瘤细胞,颅脑 CT/MRI 检查或脑膜活检有助于明确诊断。

五、治疗

TBM 的抗结核治疗应遵循早期、适量、联合、全程和规范治疗的原则,并积极处理颅内高压、脑水肿、脑积水等并发症。

(一)一般对症处理

应严格卧床休息,精心护理,加强营养支持疗法,注意水电解质平衡;意识障碍或瘫痪患者注意变换体位,防止肺部感染及压疮的发生。

(二)抗结核治疗

治疗原则是早期、适量、联合、全程和规范用药。遵循治疗原则进行治疗是提高疗效、防止复发和减少后遗症的关键。只要患者临床症状、体征及辅助检查高度提示本病,即使抗酸染色阴性亦应立即开始抗结核治疗。选择容易通过血-脑屏障的药物,以及杀菌作用强、毒性低的药物联合应用。在症状、体征消失后,仍应维持用药 1.5～2.0 年。

常用抗结核药物:主要的一线抗结核药物的用量(儿童和成人)、用药途径及用药时间见表 4-1。

表 4-1 主要的一线抗结核药物

药物	儿童日用量	成人日用量	用药途径	用药时间
异烟肼	10～20 mg/kg	600 mg,1 次/天	静脉注射,口服	1～2 年
利福平	10～20 mg/kg	450～600 mg,1 次/天	口服	6～12 个月
吡嗪酰胺	20～30 mg/kg	1 500 mg/d,500 mg,3 次/天	口服	2～3 个月
乙胺丁醇	15～20 mg/kg	750 mg,1 次/天	口服	2～3 个月
链霉素	20～30 mg/kg	750 mg,1 次/天	肌内注射	3～6 个月

1.异烟肼(isoniazid,INH)

可抑制结核分枝杆菌 DNA 合成,破坏菌体内酶活性干扰分枝菌酸合成,对细胞内、外结核分枝杆菌均有杀灭作用,易通过血-脑屏障,为首选药。主要不良反应有周围神经病、肝损害、精神异常和癫痫发作。为了预防发生周围神经病，用药期间加用维生素 B_6。

2.利福平（rifampicin，RFP）

杀菌作用与异烟肼相似，较链霉素强，主要在肝脏代谢，经胆汁排泄。RFP与细菌的 RNA 聚合酶结合，干扰 mRNA 的合成，对细胞内、外的结核菌均有杀灭作用，其不能透过正常的脑膜，只部分通过炎症性脑膜，是治疗结核性脑膜炎的常用药物。维持 6～12 个月，与异烟肼合用时，对肝脏有较大的毒性作用，故在服药期间，注意肝功能情况，有损害迹象即应减少剂量。利福喷汀是一种长效的利福平衍生物，不良反应较利福平少，成人口服 600 mg，1 次/天。

3.吡嗪酰胺（pyrazinamide，PZA）

本品为烟酰胺的衍生物，具有抑菌和杀菌作用，PZA 对吞噬细胞内的结核菌杀灭作用较强，作用机制是干扰细菌内的脱氢酶，使细菌对氧利用障碍。在酸性环境下，有利于发挥抗菌作用，pH5.5 时杀菌作用最强，与异烟肼或利福平合用，可防止耐药性的产生，并可增强疗效。能够自由通过正常和炎症性脑膜，是治疗 TBM 的重要抗结核药物，与其他抗结核药无交叉耐药性。主要用于对其他抗结核药产生耐药的病例。常见不良反应有肝损害、关节炎（高尿酸所致，表现为肿胀、强直、活动受限）、眼和皮肤黄染等。

4.乙胺丁醇（ethambutol，EMB）

乙胺丁醇是一种有效的口服抗结核药，通过与结核菌内的二价锌离子络合，干扰多胺和金属离子的功能，影响戊糖代谢和脱氧核糖核酸、核苷酸的合成，抑制结核分枝杆菌的生长，杀菌作用较吡嗪酰胺强，经肾脏排泄。对生长繁殖状态的结核分枝杆菌有杀灭作用，对静止状态的细菌几乎无影响。其在治疗中的主要作用是"防止结核分枝杆菌发生抗药性"。因此，本品不宜单独使用，应与其他抗结核药合用。主要不良反应有视神经损害、末梢神经炎、变态反应等。

5.链霉素（streptomycin，SM）

SM 为氨基糖苷类抗生素，仅对吞噬细胞外的结核菌有杀灭作用，为半效杀菌药。主要通过干扰氨酰基-tRNA 和核蛋白体 30S 亚单位结合，抑制 70S 复合物的形成，抑制肽链延长、蛋白质合成，致细菌死亡。此药虽不易透过血-脑屏障，但对炎症性脑膜易透过，故适用于 TBM 的急性炎症反应时期。用药期间密切观察链霉素的毒性反应（第Ⅷ对脑神经损害如耳聋、眩晕、共济失调及肾脏损害），一旦发现，及时停药。

抗结核治疗选用药物的注意事项：①药物的抗结核作用是杀菌还是抑菌作

用;②作用于细胞内还是细胞外;③能否通过血-脑屏障;④对神经系统及肝肾的毒性反应;⑤治疗 TBM 的配伍。

药物配伍常用方案:以往的标准结核化学治疗方案是在 12～18 个月的疗程中每天用药。而目前多主张采用两阶段疗法(强化阶段和巩固阶段)和短程疗法(6～9 个月)。

WHO 建议应至少选择 3 种抗结核药物联合治疗,常用异烟肼、利福平和吡嗪酰胺,耐药菌株需加用第 4 种药如链霉素或乙胺丁醇。利福平不耐药菌株,总疗程 9 个月已足够;利福平耐药菌株需连续治疗 18～24 个月。目前常选用的方案有 4HRZS/14HRE(即强化阶段的 4 个月联用异烟肼、利福平、吡嗪酰胺及链霉素,巩固阶段的 14 个月联用异烟肼、利福平及乙胺丁醇),病情严重尤其是伴有全身血行结核时可选用 6 HRZS/18HRE(即强化阶段的 6 个月联用异烟肼、利福平、吡嗪酰胺及链霉素,巩固阶段的18个月联用异烟肼、利福平及乙胺丁醇)进行化疗。由于中国人为异烟肼快速代谢型,成年患者 1 天剂量可加至900～1 200 mg,但应注意保肝治疗,防止肝损害,并同时给予维生素 B_6 以预防该药导致的周围神经病。儿童因乙胺丁醇的视神经毒性作用、孕妇因为链霉素对听神经的影响,应尽量不选用。因抗结核药物常有肝肾功能损害,用药期间应定期复查肝肾功能。

近年来,国内外关于耐药结核菌的报道逐年增加,贫困、健康水平低下、不规则或不合理的抗结核治疗、疾病监测和公共卫生监督力度的削弱是导致结核菌耐药产生的主要原因。目前全世界有 2/3 的结核病患者处于发生耐多药结核病(MDR-TB)的危险之中。如病程提示有原发耐药或通过治疗发生继发耐药时,应及时改用其他抗结核药物。WHO 耐多药结核病治疗指南规定:根据既往用药史及耐药性测定结果,最好选用 4～5 种药物,其中至少选用 3 种从未用过的药物,如卷曲霉素(CPM)、氟喹诺酮类药(如左氧氟沙星)、帕司烟肼(Pa)、利福喷汀、卡那霉素等。可在有效的抗结核治疗基础上,加用各种免疫制剂[如干扰素(IFN)、白介素-2(IL-2)等]进行治疗,以提高疗效。

(三)辅助治疗

1.糖皮质激素

在有效抗结核治疗中,肾上腺皮质激素具有抗炎、抗中毒、抗纤维化、抗过敏及减轻脑水肿作用,与抗结核药物合用可提高对 TBM 的疗效和改善预后,因此对于脑水肿引起颅内压增高、伴局灶性神经体征和蛛网膜下腔阻塞的重症 TBM 患者,随机双盲临床对照结果显示,诊断明确的 TBM 患者,在抗结核药物联合应用的治疗过程中宜早期合用肾上腺皮质激素药物,以小剂量、短疗程、递减的方法使用。常用药物:地塞米松静脉滴注,成人剂量为 $10\sim20$ mg/d,情况好转后改为口服泼尼松 $30\sim60$ mg/d,临床症状和脑脊液检查明显好转,病情稳定时开始减量,一般每周减量 1 次,每次减量 $2.5\sim5.0$ mg,治疗 $6\sim8$ 周左右,总疗程不宜超过 3 个月。

2.维生素 B_6

为减轻异烟肼的毒性反应,一般加用维生素 B_6 $30\sim90$ mg/d 口服,或 $100\sim200$ mg/d 静脉滴注。

3.降低脑水肿和控制抽搐

出现颅内压增高者应及早应用甘露醇、呋塞米或甘油果糖治疗,以免发生脑疝;抽搐者,止痉可用地西泮、苯妥英钠等抗癫痫药。

4.鞘内注射

重症患者在全身用药时可加用鞘内注射,提高疗效。多采用小剂量的异烟肼与地塞米松联合应用。药物鞘内注射的方法:异烟肼 $50\sim100$ mg,地塞米松 $5\sim10$ mg,一次注入,$2\sim3$ 次/周。待病情好转,脑脊液正常,则逐渐停用。为减少蛛网膜粘连,可用糜蛋白酶 4 000 U、透明质酸酶 1 500 U 鞘内注射。但脑脊液压力较高者慎用。抗结核药物的鞘内注射有加重脑和脊髓的蛛网膜炎的可能性,不宜常规应用,应从严掌握。

(四)后遗症的治疗

由于蛛网膜粘连所致脑积水,可行脑脊液分流术。脑神经麻痹、肢体瘫痪者,可针灸、理疗,加强肢体功能锻炼。

第三节　急性细菌性脑膜炎

急性细菌性脑膜炎引起脑膜、脊髓膜和脑脊液化脓性炎性改变,又称急性化脓性脑膜炎,多种细菌如流感嗜血杆菌、肺炎链球菌、脑膜炎双球菌或脑膜炎奈瑟菌为最常见的引起急性脑膜炎者。

一、临床表现

(一)一般症状和体征

呈急性或暴发性发病,病前常有上呼吸道感染、肺炎和中耳炎等其他系统感染。患者的症状、体征可因具体情况表现不同,成人多见发热、剧烈头痛、恶心、呕吐和畏光、颈强直、Kernig 征和 Brudzinski 征等,严重时出现不同程度的意识障碍,如嗜睡、精神错乱或昏迷。患者出现脑膜炎症状前,如患有其他系统较严重的感染性疾病,并已使用抗生素,但所用抗生素剂量不足或不敏感,患者可能只以亚急性起病的意识水平下降作为脑膜炎的唯一症状。

婴幼儿和老年人患细菌性脑膜炎时脑膜刺激征可表现不明显或完全缺如,婴幼儿临床只表现发热、易激惹、昏睡和喂养不良等非特异性感染症状,老年人可因其他系统疾病掩盖脑膜炎的临床表现,应高度警惕,须腰椎穿刺方可确诊。

脑膜炎双球菌脑膜炎可出现暴发型脑膜脑炎,是因脑部微血管先痉挛后扩张,大量血液聚积和炎性细胞渗出,导致严重脑水肿和颅内压增高。暴发型脑膜炎的病情进展极为迅速,患者于发病数小时内死亡。华-佛综合征发生于 $10\% \sim 20\%$ 的患者,表现为融合成片的皮肤瘀斑、休克及肾上腺皮质出血,多合并弥散性血管内凝血(DIC),皮肤瘀斑首先见于手掌和脚掌,可能是免疫复合体沉积的结果。

(二)非脑膜炎体征

如可发现紫癜和瘀斑,被认为是脑膜炎双球菌感染疾病的典型体征,发现心脏杂音应考虑心内膜炎的可能,应进一步检查,特别是血培养发现肺炎球菌和金黄色葡萄球菌时更应注意:蜂窝织炎,鼻窦炎,肺炎,中耳炎和化脓性关节炎;面部感染。

(三)神经系统并发症

细菌性脑膜炎病程中可出现局限性神经系统症状和体征。

1.神经麻痹

炎性渗出物在颅底积聚和药物毒性反应可造成多数颅神经麻痹,特别是前庭耳蜗损害,以展神经和面神经多见。

2.脑皮质血管炎性改变和闭塞

表现为轻偏瘫、失语和偏盲。可于病程早期或晚期脑膜炎性病变过程结束时发生。

3.癫痫发作

局限和全身性发作皆可见。包括局限性脑损伤、发热、低血糖、电解质紊乱（如低血钠）、脑水肿和药物的神经毒性（如青霉素和亚胺培南），均可能为其原因。癫痫发作在疾病后期脑膜炎经处理已控制的情况下出现，则意味着患者存有继发性并发症。

4.急性脑水肿

细菌性脑膜炎可出现脑水肿和颅内压增高，严重时可导致脑疝。颅内压增高必须积极处理，如给予高渗脱水剂，抬高头部，过度换气和必要时脑室外引流。

5.其他

脑血栓形成和颅内静脉窦血栓形成，硬膜下积脓和硬膜下积液，脑脓肿形成甚或破裂。长期的后遗症除神经系统功能异常外，10%～20%的患者还可出现精神和行为障碍，以及认知功能障碍。少数儿童患者还可遗留有发育障碍。

二、诊断要点

（一）诊断

根据患者呈急性或暴发性发病，表现为高热、寒战、头痛、呕吐、皮肤瘀点或瘀斑等全身性感染中毒症状，颈强直及 Kernig 征等，可伴动眼神经、展神经和面神经麻痹，严重病例出现嗜睡、昏迷等不同程度的意识障碍，脑脊液培养发现致病菌方能确诊。

（二）辅助检查

1.血常规

白细胞增高和核左移，红细胞沉降率增高。

2.血培养

应作为常规检查，常见病原菌感染阳性率可达75%，若在使用抗生素2小时内腰椎穿刺，脑脊液培养不受影响。

3.腰椎穿刺和脑脊液检查

本检查是细菌性脑膜炎诊断的金指标，可判断严重程度、预后及观察疗效，腰椎穿刺对细菌性脑膜炎几乎无禁忌证，相对禁忌证包括严重颅内压增高、意识障碍等；典型 CSF 为脓性或浑浊外观，细胞数（1 000～10 000）×10^6/L，早期中性粒细胞占85%～95%，后期以淋巴细胞及浆细胞为主；蛋白增高，可达1～5 g/L，糖含量降低，氯化物亦常降低，致病菌培养阳性，革兰染色阳性率达60%～90%，有些病例早期脑脊液离心沉淀物可发现大量细菌，特别是流感杆菌和肺炎球菌。

4.头颅 CT 或 MRI 等影像学检查

早期可与其他疾病鉴别,后期可发现脑积水(多为交通性)、静脉窦血栓形成、硬膜下积液或积脓、脑脓肿等。

三、治疗方案及原则

(一)一般处理

一般处理包括降温、控制癫痫发作、维持水及电解质平衡等,低钠可加重脑水肿,处理颅内压增高和抗休克治疗,出现 DIC 应及时给予肝素化治疗。应立即采取血化验和培养,保留输液通路,头颅 CT 检查排除颅内占位病变,立即行诊断性腰椎穿刺。当 CSF 结果支持化脓性脑膜炎的诊断时,应立即转入感染科或内科,并立即开始适当的抗生素治疗,等待血培养化验结果才开始治疗是不恰当的。

(二)抗生素选择

表 4-2 中的治疗方案可供临床医师选择,具体方案应由感染科医师决定。

表 4-2　细菌性脑膜炎治疗的抗生素选择

人群	常见致病菌	首选方案	备选方案
新生儿<1 个月	B 或 D 组链球菌、肠杆菌科、李斯特菌	氨苄西林＋庆大霉素	氨苄西林＋头孢噻肟或头孢曲松
婴儿 1～3 个月	肺炎链球菌、脑膜炎球菌、流感杆菌、新生儿致病菌	氨苄西林＋头孢噻肟或头孢曲松±地塞米松	氯霉素＋庆大霉素
婴儿>3 个月,儿童<7 岁	肺炎链球菌、脑膜炎球菌、流感杆菌	头孢噻肟或头孢曲松±地塞米松±万古霉素	氯霉素＋万古霉素或头孢吡肟替代头孢噻肟
儿童 7～17 岁和成人	肺炎链球菌、脑膜炎球菌、李斯特菌、肠杆菌科	头孢噻肟或头孢曲松＋氨苄西林±万古霉素	青霉素过敏者用氯霉素＋TMP/SMZ
儿童 7～17 岁和成人(对肺炎链球菌抗药发生率高组)		万古霉素＋三代头孢＋利福平	氯霉素(非杀菌)
HIV 感染	同成人＋梅毒、李斯特菌、隐球菌、结核分枝杆菌	病原不清时同成人＋抗隐球菌治疗	
外伤或神经外科手术	金黄色葡萄球菌、革兰阴性菌、肺炎链球菌	万古霉素＋头孢他啶(假单胞菌属加用静脉±鞘内庆大霉素),甲硝唑(厌氧菌)	万古霉素＋美罗培南

(三)脑室内用药

脑室内使用抗生素的利弊尚未肯定,一般情况下不推荐使用,某些特殊情况如脑室外引流、脑脊液短路术或脑积水时,药代动力学及药物分布改变可考虑脑室内给药。表 4-3 供参考。

表 4-3 脑室内应用抗生素的剂量

抗生素	指征	每天剂量
万古霉素	苯甲异噁唑青霉素抗药	5～20 mg(或 5～10 mg/48 h)
庆大霉素	革兰阴性菌严重感染	2～8 mg(典型剂量 8 mg/d)
氨基丁卡霉素	庆大霉素抗药	5～50 mg(典型剂量 12 mg/d)

(四)皮质类固醇的应用

为预防神经系统后遗症如耳聋等,可在应用抗生素前或同时应用类固醇激素治疗。小儿流感杆菌脑膜炎治疗前可给予地塞米松,0.15 mg/kg,每 6 小时一次,共 4 天;或 0.4 mg/kg,每 12 小时一次,共 2 天。

第四节　流行性脑脊髓膜炎

流行性脑脊髓膜炎简称流行性脑膜炎或"流脑",是由脑膜炎双球菌引起的急性化脓性脑脊髓膜炎,具有发病急、变化多、传播快、流行广、危害大、死亡率高等特点。本病在临床上以突起发热、头痛、呕吐、皮肤黏膜瘀点和脑膜刺激征阳性,以及脑脊液呈化脓性改变为主要特征。严重者可出现感染性中毒性休克及脑实质损害,并危及生命。脑膜炎的主要病变部位在软脑膜和蛛网膜,表现为脑膜血管充血、炎症、水肿,可引起颅内压升高。暴发型脑膜脑炎病变主要在脑实质,引起脑组织充血、坏死、出血及水肿,颅内压显著升高,严重者发生脑疝而死亡。

流行病学调查表明,本病可见于世界各国,呈散发或大、小流行,以儿童发病率为高。世界各大洲年发病率在 1/10 万～10/10 万,全世界年新发流脑病例 30 万～35 万人,病死率为 5%～10%。从流脑的发病趋势看,发展中国家发病率高于发达国家,非洲撒哈拉以南的地区有"流脑流行带"之称,在流行年度可高达400/10 万～800/10 万。我国发病率低于 1/10 万,病死率在 6% 以下,呈周期性流行,一般3～5 年为小流行,7～10 年为大流行。近年来,由于我国流动人口的增加,导致城镇发病年龄组发生变化,流行年发病人群在向高龄组转移。

一、病因与发病机制

(一)病因

脑膜炎双球菌自鼻咽部侵入人体后,其发展过程取决于人体与病原菌之间的相互作用。如果人体健康且免疫力正常,则可迅速将病菌消灭或成为带菌者;如果机体缺乏特异性杀菌抗体,或者细菌的毒力强,病菌则从鼻咽部侵入血流形成菌血症或败血症,随血液循环再侵入脑脊髓膜形成化脓性脑脊髓膜炎。目前认为先天性或获得性 IgM 缺乏或减少,补体 C_3 或 C_3～C_9 缺乏易引起发病,甚至是反复发作或呈暴发型。此外,有人认为特异性 IgA 增多及其与病菌形成的免疫复合物亦是引起发病的因素。

脑膜炎双球菌属奈瑟菌属,为革兰染色阴性双球菌,菌体呈肾形或豆形,多成对排列,或四个相连。该菌营养要求较高,用血液琼脂或巧克力培养基,在35～37 ℃、含 5%～10% CO_2、pH 7.4～7.6 环境中易生长。低于 32 ℃或高于41 ℃不能生长。传代 16～18 小时细菌生长旺盛,抗原性最强。本菌含自溶酶,如不及时接种易溶解死亡。本菌对外界环境抵抗力弱,不耐热,温度高于56 ℃及干燥环境中极易死亡。对寒冷有一定的耐受力,对一般消毒剂敏感,如漂白粉、乳酸等1 分钟死亡,紫外线照射 15 分钟死亡。

本菌的荚膜多糖是分群的依据,分为 A、B、C、D、X、Y、Z、29E、W135、H、I、K、L13 个菌群。此外,尚有部分菌株不能被上述菌群抗血清所凝集,称之为未定群,在带菌者分离的脑膜炎双球菌中占 20%～50%,一般无致病能力。根据细菌壁脂蛋白多糖成分不同,还可进一步分成不同血清亚群。其中以 A、B、C 3 群最常见,占 90% 以上,C 群致病力最强,B 群次之,A 群最弱。国内调查显示,流行期间 A 群带菌率与流脑发病呈平行关系,是主要流行菌株。但近年来流脑流行菌群的变迁研究结果显示,中国流脑患者及健康人群携带菌株中,C 群流脑菌株的比例呈上升趋势,流脑流行菌群正在发生从 A 群到 C 群的变化,C 群流脑在中国已经逐渐成为流行的优势菌群。

(二)发病机制

脑膜炎双球菌从鼻咽部进入人体后,如人体健康或有免疫力,大多数情况下只在鼻咽部生长繁殖,而无临床症状(带菌状态)。部分可出现上呼吸道轻度炎症,出现流涕、咽痛、咳嗽等症状,而获免疫力。如人体免疫力低下、一时性下降或病菌毒力强时,细菌可经鼻咽部黏膜进入毛细血管和小动脉,侵入血液循环,部分感染者表现为暂时性菌血症,出现皮肤黏膜出血点,仅极少数患者由于缺乏特异性抗体,细菌通过自身荚膜多糖所具有的抗吞噬屏障作用避免自身被宿主清除,发展为败血症并出现迁徙性病灶,如脑膜炎、关节炎、心肌炎、心包炎、肺炎等,其中以脑膜炎最多见。

引起脑膜炎和暴发型脑膜炎的物质主要是细菌释放的内毒素和肽聚糖,而不是病菌的整体作用。内毒素导致血管内皮细胞、巨噬细胞、星形细胞和胶质细胞损伤,使其产生大量的细胞因子、血管脂类和自由基等炎症介质,使血-脑屏障的通透性增高,引起脑膜的炎症反应。同时,这些炎症介质可引起脑血管循环障碍,导致脑血管痉挛、缺血及出血。内毒素还可以引起休克和 DIC,还可因皮肤、内脏广泛出血,造成多器官衰竭。严重脑水肿时,脑组织向小脑幕及枕骨大孔突出形成脑疝,出现昏迷加深、瞳孔变化及呼吸衰竭。

二、临床表现

本病可发生于任何年龄,5 岁以下儿童容易罹患,2 岁左右的婴幼儿患病率比较高,但近年来青年人发病的也不少见,因此,应高度警惕,加强防范。发病季节一般从冬末春初开始,4 月份达到高峰,5 月下旬逐步减少,冬春季节为流行高峰期,急性或暴发性发病,病前常有上呼吸道感染史,潜伏期多为 2～3 天。临床上病情常复杂多变,轻重不一。

(一)症状与体征

1.症状

发热、头痛、肌肉酸痛、食欲缺乏、精神萎靡等毒血症症状;幼儿哭啼吵闹、烦躁不安等。重者剧烈头痛、恶心,呕吐呈喷射样等高颅压征,意识障碍表现为谵妄、昏迷等。

2.体征

主要表现有脑膜刺激征,如颈项强直、角弓反张、Kernig 征和 Brudzinski 征阳性。

(二)临床分型与分期

根据临床表现分为普通型、暴发型、轻型和慢性败血症型。

1.普通型

占 90% 左右。病程经过分为 4 期。

（1）前驱期：大多数患者可无任何症状，部分患者有低热、咽喉疼痛、鼻咽黏膜充血、分泌物增多及咳嗽，少数患者常在唇周及其他部位出现单纯疱疹。此期采取鼻咽拭子做培养可以发现脑膜炎双球菌阳性，前驱期可持续1～2天。

（2）败血症期：患者常无明显前驱症状，突然出现寒战、高热，伴头痛、肌肉酸痛、食欲减退及精神萎靡等毒血症症状；幼儿则有哭啼吵闹、烦躁不安、皮肤感觉过敏及惊厥等。半数以上患者皮肤黏膜可见瘀点或瘀斑，严重者瘀点或瘀斑成片，散在于全身皮肤。危重患者瘀斑迅速扩大，中央坏死或形成大疱，多数患者于1～2天内发展为脑膜炎期。

（3）脑膜炎期：症状多与败血症期症状同时出现，除持续高热和毒血症症状外，以中枢神经系统症状为主；大多数患者于发病后24小时左右出现脑膜刺激征，如颈后疼痛、颈项强直、角弓反张、Kernig征和Brudzinski征阳性，1～2天后患者进入昏迷状态。此期持续高热，头痛剧烈，呕吐频繁，皮肤感觉过敏，怕光，狂躁及惊厥、昏迷等。

婴幼儿发病常不典型，除高热、拒乳、烦躁及哭啼不安外，脑膜刺激征可阙如。但惊厥、腹泻及咳嗽较成人多见，由于颅内压增高，可有前囟突出，但有时往往因呕吐频繁、高热失水而反见前囟下陷，给临床诊断带来一定困难，应加以鉴别。多数患者通常在2～5天内进入恢复期。

（4）恢复期：经治疗后体温逐渐降至正常，皮疹开始消退，症状逐渐好转，神经系统检查正常，约10%的患者出现口唇疱疹，患者一般在1～3周内痊愈。

2.暴发型

少数患者起病急骤，病情凶险，如不及时抢救，常于24小时之内死亡。病死率高达50%，婴幼儿可达80%。

（1）休克型：本型多见于儿童。突起高热、头痛、呕吐，精神极度萎靡。常在短期内全身出现广泛瘀点、瘀斑，且迅速融合成大片，皮下出血，或继以大片坏死。面色苍灰，唇周及指端发绀，四肢厥冷，皮肤呈花纹样，脉搏细速，血压明显下降。脑膜刺激征大都阙如，易并发DIC。脑脊液大多清亮，细胞数正常或轻度增加，血液及瘀点培养常为阳性。若不及时抢救多在24小时内死亡。

（2）脑膜脑炎型：亦多见于儿童。除具有严重的中毒症状外，患者频繁惊厥迅速陷入昏迷；有阳性锥体束征及两侧反射不等；血压持续升高，部分患者出现脑疝，如小脑扁桃体疝入枕骨大孔内，压迫延髓，此时患者昏迷加深，瞳孔先缩小很快散大；双侧肌张力增高或强直，上肢多内旋，下肢伸展呈去大脑强直状态；呼吸不规则，快慢深浅不匀，或为抽泣样，或为点头样，或为潮式，此类呼吸常提示呼吸有突然停止的可能。

（3）混合型：是本病最严重的一型，病死率常高达80％，兼有两种暴发型的临床表现，常同时或先后出现。

3.轻型

多发生于流行性脑脊髓膜炎流行后期，起病较缓，病变轻微，临床表现为低热、轻微头痛及咽痛等上呼吸道症状，皮肤可有少数细小出血点和脑膜刺激征，脑脊液多无明显变化，咽拭子培养可有病原菌。

4.慢性败血症型

本型不多见，多发于成人，病程迁延数周或数月。临床表现为间歇性发热，反复出现寒战、高热，皮肤瘀点、瘀斑，少数患者脾大，关节疼痛亦多见，发热时关节疼痛加重呈游走性。也可发生化脓性脑膜炎、心内膜炎或肾炎导致病情恶化。

三、辅助检查

（一）血常规

白细胞总数明显增高，一般在 $20\times10^9/L$ 左右，高者可达 $40\times10^9/L$ 或以上。以中性粒细胞增多为主，有时高达 90％ 以上，核左移，有时出现类白血病反应。并发 DIC 者血小板减少。

（二）脑脊液检查

脑脊液检查是诊断流脑的重要依据。对颅内压增高的患者，腰椎穿刺时要慎重，穿刺时不宜将针芯全部拔出，而应缓慢放出少量脑脊液做检查。穿刺后患者应平卧6～8小时以上，以防引起脑疝。必要时先给予脱水剂。

脑脊液在病程初期可见压力升高、外观仍清亮，稍后则混浊似脓样，细胞数、蛋白质含量和葡萄糖含量尚无变化，白细胞数常达 $1\,000\times10^6/L$ 以上，以中性粒细胞为主。在典型的脑膜炎期，压力明显升高，外观呈混浊米汤样或脓样，白细胞数常明显升高，绝大多数为中性粒细胞。蛋白质含量显著增高，葡萄糖含量明显降低，有时甚或测不出，氯化物含量降低。如临床上表现为脑膜炎而病程早期脑脊液检查正常者，则应于12～24小时后再复查脑脊液，以免漏诊。

（三）细菌学检查

1.涂片检查

包括皮肤瘀点和脑脊液沉淀涂片检查。皮肤瘀点检查时，用针尖刺破瘀点上的皮肤，挤出少量血液和组织液涂于载玻片上，革兰染色后镜检，阳性率为

60％～80％。此法简便易行，是早期诊断的重要方法之一；脑脊液沉淀涂片染色，有脑膜炎症状的患者阳性率为50％，无症状患者阳性率小于25％。

2.细菌培养

抽取患者静脉血5 mL进行血培养，皮肤瘀点刺出液或脑脊液培养，阳性率约为30％。应在使用抗菌药物前进行检测，阳性结果可确诊，还可进行分群鉴定，应同时做药物敏感试验。

(四)血清免疫学检查

1.抗原测定

测定细菌抗原的免疫学试验主要有对流免疫电泳、乳胶凝集试验、金黄色葡萄球菌A蛋白协同凝集试验、酶联免疫吸附试验或免疫荧光法、反向被动血凝试验等，其用以检测血液、脑脊液或尿液中的荚膜多糖抗原。一般在病程1～3天内可出现阳性。较细菌培养阳性率高，方法简便、快速、敏感、特异性强，有助于早期诊断。

2.抗体测定

测定抗体的免疫学试验有间接血凝试验(indirect hemagglutination test，IHT)、杀菌抗体试验及放射免疫分析法(radioimmunoassay，RIA)检测，阳性率约在70％。固相放射免疫分析法(SPRIA)可定量检测A群脑膜炎双球菌特异性抗体，阳性率高达90％，明显高于其他方法，但因抗体升高较晚，故不能作为早期诊断指标。如恢复期血清效价大于急性期4倍以上，则有诊断价值。

(五)其他实验室检查

1.奈瑟菌属鉴定

用专有酶进行快速鉴定APINH系统，鉴定奈瑟菌属细菌的时间已由48小时缩短到4小时，是比较快速的一种鉴定方法。

2.放射免疫分析法(RIA)检测脑脊液微球蛋白

此项检测更敏感，早期脑脊液检查尚正常时此项检测即可升高，恢复期可正常，故有助于早期诊断、鉴别诊断、病情检测及预后判断。

3.核酸检测

应用PCR检测患者急性期血清或脑脊液中脑膜炎双球菌的DNA特异片段是更敏感的方法，且不受早期抗生素治疗的影响。常规PCR的特异性为95％，敏感性为100％，可用于可疑性流脑病例的快速诊断，但仍有许多局限性；而荧光定量PCR更具有常规PCR无法比拟的优点。

(六)影像学检查

1.颅脑 CT 扫描

早期或轻型脑膜炎,CT 可无异常表现。若持续感染,CT 平扫可显示基底池、纵裂池和蛛网膜下腔密度轻度增高,原因是脑膜血管增生,炎症渗出。脑室变小、蛛网膜下腔消失,可能是脑皮质充血和白质水肿引起弥漫性脑肿胀。由于脑膜血管充血和血-脑屏障破坏,脑膜和脑皮质在静脉注射造影剂后可以有异常的带状或脑回样强化。同时 CT 检查还有助于发现化脓性脑膜炎的并发症和后遗症。

2.颅脑 MRI 扫描

对脑膜炎的早期非常敏感,早期炎症表现为病灶边界不清、范围较大的 T_1WI 低信号、T_2WI 高信号。同时可见斑片状不均匀轻度强化。脑膜炎早期表面的炎症波及脑膜,局部脑膜有强化;后期呈 T_1WI 稍高信号,T_2WI 稍低信号。

(七)脑电图检查

以弥漫性或局限性异常慢波化背景活动为特征,少数有棘波、棘慢综合波,某些患者也可脑电图正常。

四、诊断与鉴别诊断

(一)诊断

(1)本病在冬春季节流行,多见于儿童,大流行时成人亦不少见。

(2)突起高热、头痛、呕吐,皮肤黏膜瘀点、瘀斑(在病程中增多并迅速扩大),脑膜刺激征阳性,当患者迅速出现脑实质损害或感染性休克临床症状时提示暴发型,应引起重视。

(3)血常规中白细胞计数明显增高,脑脊液检查及细菌学检查阳性即可确诊,免疫学检查阳性率较高,有利于早期诊断。

(二)鉴别诊断

1.流行性乙型脑炎

夏秋季流行,发病多集中于 7 月、8 月、9 月,有蚊虫叮咬史,起病后脑实质损害严重,惊厥、昏迷较多见,皮肤一般无瘀点。脑脊液早期清亮,晚期微混浊,细胞数多在$(100\sim500)\times10^6$/L,很少超过 1 000$\times10^6$/L,中性多核细胞占多数,以后淋巴细胞占多数;蛋白质含量稍增加,糖含量正常或略高,氯化物含量正常。确诊有赖于双份血清补体结合试验、血凝抑制试验等,以及脑组织分离病毒。

2.虚性脑膜炎

某些急性严重感染患者(如伤寒、大叶性肺炎,以及其他细菌所致的败血症等)有显著毒血症时,可产生神经系统症状及脑膜刺激征,脑脊液除压力增高外,一般无其他变化。

3.病毒性脑膜炎

多种病毒可引起脑膜炎,多于2周内恢复。脑脊液检查,外观正常,白细胞数多在 $1\,000\times10^6/L$ 以内,一般在 $50\times10^6/L$ 至 $100\times10^6/L$ 或 $200\times10^6/L$ 之间,淋巴细胞达 $90\%\sim100\%$。糖及氯化物含量正常,蛋白含量稍增加。涂片及细菌培养检查无细菌发现。外周血白细胞计数不高。

4.中毒性痢疾

发病更急,一开始即有高热,抽搐发生较早,有些患者有脓血便,如无大便,可用生理盐水灌肠后,留取粪便标本镜检,可发现脓细胞。

5.结核性脑膜炎

多有结核史,可能发现肺部结核病灶,起病缓慢,伴有低热、盗汗、消瘦等症状,无瘀点和疱疹。结核菌素试验阳性,脑脊液的细胞数为数十至数百个左右,以淋巴细胞为主。脑脊液在试管内放置12~24小时有薄膜形成,薄膜和脑脊液沉淀涂片抗酸染色可检出结核分枝杆菌。

6.其他化脓性脑膜炎

患者身体其他部位可同时存在化脓性病灶或出血点。脑脊液混浊或脓性,白细胞数多在 $2\,000\times10^6/L$ 以上,有大量脓细胞,涂片或细菌培养检查可发现致病菌。确切的诊断需有赖于脑脊液、血液细菌学和免疫学检查。

7.流行性腮腺炎脑膜脑炎

多有接触腮腺炎患者的病史,多发生在冬春季节,注意检查腮腺是否肿胀。临床上有先发生脑膜脑炎后出现腮腺肿大者,如腮腺肿胀不明显,可做血和尿淀粉酶测定。

五、治疗

流行性脑脊髓膜炎的西医治疗以大剂量磺胺嘧啶、青霉素、头孢菌素类、氯霉素等抗菌治疗为主,并注意抗休克、纠正血压、纠正酸中毒、减轻脑水肿、止痉等对症治疗。

(一)一般治疗

必须强调早期诊断,就地住院隔离治疗。保持病室环境安静,室内空气流通,卧床休息,饮食以高热量、富于营养的流质或半流质为宜。对昏迷不能进食的患者,可适当静脉输入液体,注意纠正水、电解质及酸碱平衡紊乱,使每天尿量保持在 1 000 mL 以上。昏迷者应加强口腔和皮肤黏膜的清洁护理,防止压疮、呼吸道感染、泌尿道感染及角膜溃疡发生。密切观察血压、脉搏、体温、意识、瞳孔、呼吸等生命体征的变化。

(二)抗生素

一旦高度怀疑脑膜炎双球菌感染,应在 30 分钟内给予抗生素治疗,做到早期足量应用抗生素,病情严重者可联合应用两种以上抗菌药物。

1.青霉素

青霉素在脑脊液中的浓度为血液浓度的 10%~30%,大剂量静脉滴注使脑脊液内迅速达到有效杀菌浓度。维持时间长达 4 小时以上。迄今未发现耐青霉素菌株。青霉素剂量:儿童每天 20 万~40 万 U/kg,成人每天 20 万 U/kg,分次静脉滴注,可用320 万~400 万 U/次,静脉滴注,每 8 小时 1 次;疗程 5~7 天。青霉素不宜行鞘内注射,因可引起发热、肌肉颤搐、惊厥、脑膜刺激征、呼吸困难、循环衰竭等严重不良反应。

2.磺胺药

磺胺嘧啶易透过血-脑屏障,在脑脊液中的浓度较高,是治疗普通型的常用药物。但本药对败血症期患者疗效欠佳,有较大的不良反应,一般用于对青霉素过敏者、轻症患者或流行期间大面积治疗者。常用量为成人 6~8 g/d,儿童75~100 mg/(kg·d),分 4 次口服,首次加倍。由于原药在偏酸性的尿液中易析出结晶,可损伤肾小管而引起结晶尿、血尿、腰痛、少尿、尿闭,甚至尿毒症,故应用时给予等量碳酸氢钠及足量水分(使成人每天尿量保持在 1 200 mL 以上)。注意血尿、粒细胞减少、药物疹及其他毒性反应的发生。对病情较重,或频繁呕吐,不能口服的患者,可用 20%磺胺嘧啶钠注射液 50 mg/kg 稀释后静脉滴注或静脉推注,病情好转后改为口服。疗程为 5~7 天。其次,磺胺甲基嘧啶、磺胺二甲基嘧啶或磺胺甲噁唑也可选用,疗程 5~7 天,重症患者可适当延长。停药以临床症状消失为指标,不必重复腰椎穿刺。如菌株对磺胺药敏感,患者于用药后1~2 天体温下降,神志转为清醒,脑膜刺激征于 2~3 天内减轻而逐渐消失。若用药后一般情况及脑膜刺激征在 1~2 天无好转或加重者,可能为耐磺胺药菌株引起,改用其他抗生素,必要时重复腰椎穿刺及再次脑脊液常规培养、做药物敏感试验。近年来,脑膜炎双球菌耐磺胺药菌株不断增加,故提倡改青霉素为首选药物。

3.氯霉素

易透过血-脑屏障,在脑脊液中的浓度为血液浓度的 30％～50％,适用于青霉素过敏和不宜用磺胺药的患者,或病情危重需要用两种抗菌药物以及原因未明的化脓性脑膜炎患者。脑膜炎双球菌对其非常敏感,剂量为成人 2～3 g/d,儿童 40～50 mg/(kg·d),分次口服或肌内注射,疗程 5～7 天。重症患者可联合应用青霉素、氯霉素。使用氯霉素应密切注意其不良反应,尤其对骨髓的抑制,新生儿、老人慎用。

4.氨苄西林

氨苄西林对脑膜炎双球菌、流感嗜血杆菌和肺炎链球菌均有较强的抗菌作用,故适用于病原菌尚未明确的 5 岁以下的流脑患儿。剂量:肌内注射,每天按体重 50～100 mg/kg,分 4 次给药;静脉滴注或静脉注射,每天按体重 100～200 mg/kg,分 2～4 次给药,疗程 5～7 天。本品不良反应与青霉素相仿,以变态反应较常见,大剂量氨苄西林静脉给药可发生抽搐等神经系统毒性症状,应予以注意。

5.第三代头孢菌素

此类药物对脑膜炎双球菌抗菌活性强,易透过血-脑屏障,不良反应少,适用于病情危重,且又不能使用青霉素 G 或氯霉素的患者。①头孢曲松钠:抗菌活性强,重症患者对青霉素过敏或耐药者可选用。成人和 12 岁以上儿童 2～4 g/d,儿童 75～100 mg/(kg·d),分 1～2 次静脉滴注或静脉注射,疗程 5～7 天。②头孢噻肟钠:常用量成人 2～6 g/d,儿童 50～100 mg/(kg·d),分 2～3 次静脉滴注或静脉注射。成人严重感染者每 6～8 小时 2～3 g,1 天最高剂量不超过 12 g,疗程 5～7 天。

(三)控制脑水肿

头部降温以防治脑水肿。及时控制减轻脑水肿的关键是早期发现颅内压增高,及时脱水治疗,防止脑疝。

1.甘露醇

20％甘露醇 125 mL 静脉滴注,4～6 次/天。对于有脑疝先兆者,用甘露醇 250 mL 快速静脉滴注或静脉推注,可同时交替合用呋塞米,每次 20～40 mg,直到颅内高压症状好转。

2.甘油果糖

10％甘油果糖 250 mL,1～2 次/天,静脉滴注。

3.七叶皂苷钠

七叶皂苷钠 20～25 mg 加入 5％ 葡萄糖注射液 250 mL 静脉滴注,每天1次。七叶皂苷钠有抗感染、抗渗出、增加静脉张力、降低水肿及改善微循环的作用。在用药过程中,应注意循环血容量的补充,可使患者保持轻度脱水状态。为减轻毒血症,降低颅内压,加强脱水疗效,可同时应用糖皮质激素。

4.人血清蛋白

5～10 g,1～2 次/天,静脉滴注。

(四)呼吸衰竭治疗

吸氧,吸痰,给予洛贝林、尼可刹米、二甲弗林、哌甲酯等呼吸中枢兴奋剂。呼吸停止时应立即行气管插管或气管切开,进行间歇正压呼吸。

(五)抗休克治疗

休克患者的变化十分迅速。抗休克治疗必须抢时间,抓关键,全力以赴地采用各种措施,力求改善微循环功能,恢复正常代谢。如患者面色青灰、皮肤湿冷、花斑、发绀、眼底动脉痉挛、血压下降,呈休克状态时,可应用微循环改善剂。大量反复应用有颜面潮红、躁动不安、心率增快、尿潴留等不良反应。

1.补充血容量

有效血容量不足是感染性休克的突出矛盾,只有及时补足血容量,改善微循环和每搏排出量,才能力争短时期内改善微循环,逆转休克。静脉快速滴注低分子右旋糖苷,每天 500～1 000 mL。然后根据休克纠正程度、血压、尿量、中心静脉压等,加用平衡液、葡萄糖氯化钠注射液。可根据先盐后糖、先快后慢,见尿补钾,适时补充血浆、清蛋白等胶体溶液。

2.扩容改善微循环

(1)山莨菪碱(654-2):每次 10～20 mg,静脉注射;儿童每次0.5～1.0 mg/kg,每 15～30 分钟注射 1 次。直至血压上升、面色红润、四肢转暖、眼底动脉痉挛缓解后,可延长至 0.5～1.0 小时注射1次;待血压稳定,病情好转后改为 1～4 小时注射 1 次。

(2)东莨菪碱:成人每次用量 1 mg,儿童为每次 0.01～0.02 mg/kg,静脉注射,10～30 分钟注射 1 次,减量同上。

(3)阿托品:每次 0.03～0.05 mg/kg,以 0.9％氯化钠注射液稀释静脉注射,每 10～30 分钟注射 1 次,减量同上。

在经上述处理后,如休克仍未纠正,可应用血管活性药物,一般首选多巴胺,剂量为每分钟2～6μg/kg,根据血压情况调整速度和浓度。其他还有酚妥拉明5～10 mg或酚苄明每次0.5～1.0 mg/kg,加入液体内缓慢静脉滴注。

上述药物应用后,若动脉痉挛有所缓解,而血压仍有波动或不稳定,可给予间羟胺20～30 mg静脉滴注或与多巴胺联合应用。

3.抗凝治疗

经积极抗休克治疗,病情未见好转,临床疑有DIC,皮肤黏膜出血点即使未见增加,也应考虑有DIC存在,应做有关凝血及纤溶的检查,并开始肝素治疗;若皮肤瘀点不断增多,且有融合成瘀斑的趋势,不论有无休克,均可应用肝素治疗,剂量每次为0.5～1.0 mg/kg,静脉推注或加于100 mL溶液内缓慢静脉滴注,以后每4～6小时可重复1次,一般1～2次即可。用肝素时应做试管法凝血时间测定,使凝血时间控制在正常2倍左右(15～30分钟)。用肝素后可输新鲜血液以补充被消耗的凝血因子。如果有继发纤溶征象,可试用6-氨基己酸4～6 g加入10%葡萄糖注射液100 mL内静脉滴注,或氨甲苯酸0.1～0.2 g加入10%葡萄糖注射液内静脉滴注或静脉注射。低凝、消耗伴纤溶亢进则应输新鲜全血、血浆、维生素K等,以补充被消耗的凝血因子。

(六)糖皮质激素

糖皮质激素有抗炎、抗过敏、抗休克、减轻脑水肿、降颅内压等作用,对重症流脑患者可大剂量、短疗程、冲击应用。该类药可增强心肌收缩力,解除细菌内毒素造成的血管痉挛,从而减轻外周血管阻力,稳定细胞的溶酶体膜和减轻毒血症,并可抑制血小板凝集,对感染中毒性休克合并DIC者也有一定作用。常用量:地塞米松,成人10～20 mg,儿童按0.2～0.5 mg/(kg·d),分1～2次静脉滴注;氢化可的松100～500 mg/d,静脉滴注。病情控制后迅速减量停药。用药不得超过3天。

(七)对症治疗

1.镇静止痛

高热、头痛明显者,可用解热镇痛药如阿司匹林或吲哚美辛。痫性发作者给予地西泮、氯硝西泮、苯妥英钠、卡马西平及丙戊酸钠治疗等。

2.纠正酸中毒

感染中毒性休克往往伴有严重酸中毒,如不及时纠正,可使病情恶化和加重,可用5%碳酸氢钠注射液(儿童每次3 mL/kg;成人轻症200～500 mL/d,危重者用500～800 mL/d)静脉滴注。也可先给总量的1/3～1/2,以后根据病情及实验室检查结果酌情补充。

3.强心药物

心功能不全或心力衰竭者应及时给予洋地黄类强心药物,如毛花苷 C 0.2～0.4 mg 加0.9％氯化钠注射液 20 mL 缓慢静脉注射。

第五节　单纯疱疹病毒性脑炎

神经系统病毒感染性疾病的临床分类较多,依据发病及病情进展速度可分为急性和慢性病毒感染,根据病原学中病毒核酸特点可分为 DNA 病毒感染和RNA 病毒感染两大类,具有代表性的人类常见的神经系统病毒有单纯疱疹病毒、巨细胞病毒、柯萨奇病毒等。单纯疱疹病毒性脑炎(HSE)也称急性出血坏死性脑炎,是由Ⅰ型单纯疱疹病毒(HSV-Ⅰ)感染引起的急性脑部炎症,是最常见的一种非流行性中枢神经系统感染性疾病,是成年人群中散发性、致命性脑炎的最常见病因。病毒通常潜伏于三叉神经半月节内,当机体免疫功能降低时,潜伏的病毒再激活,沿轴突入脑而发生脑炎。病变主要侵犯颞叶内侧面、扣带回、海马回、岛叶和额叶眶面。

一、诊断

(一)临床表现

无明显季节性和地区性,无性别差异。

(1)急性起病,部分患者可有口唇疱疹病史。

(2)前驱症状有卡他、咳嗽等上呼吸道感染症状及头痛、高热等,体温可达 40 ℃。

(3)神经系统症状多种多样,常有人格改变、记忆力下降、定向力障碍、幻觉或妄想等精神症状,重症病例可有不同程度意识障碍,如嗜睡、昏睡、昏迷等,且意识障碍多呈进行性加重。

(4)局灶性神经功能受损症状多两侧明显不对称,如偏瘫、偏盲、眼肌麻痹等,常有不同形式的癫痫发作,严重者呈癫痫持续状态,全身强直阵挛性发作;也可有扭转、手足徐动或舞蹈样多动等多种形式锥体外系表现。肌张力增高、腱反射亢进、可有轻度的脑膜刺激征,重者还可表现为去脑强直发作或去皮质状态。

(5)脑膜刺激征,重症者可见去大脑强直。

(6)颅内压增高,甚至脑疝形成。

(二)辅助检查

(1)血中白细胞和中性粒细胞计数增高,红细胞沉降率加快。

(2)脑脊液压力增高、细胞数增加,最多可达 1 000×10⁶/L,以淋巴细胞和单核细胞占优势;蛋白质轻、中度增高,一般低于 1.5 g/L;糖和氯化物一般正常。

(3)脑组织活检或脑脊液中检出单纯疱疹病毒颗粒或抗原,或者血清、脑脊液中抗体滴度有4倍以上升高,可确诊本病。

(4)EEG 早期即出现异常,有与病灶部位一致的异常波,如呈弥漫性高波幅慢波,最有诊断价值的为左右不对称、以颞叶为中心的周期 2～3 Hz 同步性放电。

(5)影像学改变:CT 多在起病后 6～7 天显示颞叶、额叶边界不清的低密度区,有占位效应,其中可有不规则的高密度点、片状出血影,增强后可见不规则线状影。MRI 早期在 T₂加权像上可见颞叶和额叶底面周围边界清楚的高信号区。

(三)诊断依据

(1)急性起病、有发热、脑膜刺激征、脑实质局灶性损害症状。

(2)以意识障碍、精神紊乱等颞叶综合征为主。

(3)结合脑脊液变化特点压力增高、细胞数轻中度增加,最多可达 1 000×10⁶/L,以淋巴细胞和单核细胞占优势;蛋白质轻、中度增高,一般低于 1.5 g/L;糖和氯化物一般正常。EEG 出现以颞叶为中心的、左右不对称、2～3 Hz 周期同步性弥漫性高波幅慢波,最有诊断价值。头颅 CT 扫描可在颞叶、额叶出现边界不清的低密度区,有占位效应,其中可有不规则的高密度点、片状出血影,增强后可见不规则线状影。MRI 扫描早期在 T₂加权像上可见颞叶和额叶底面周围边界清楚的高信号区。

(4)确诊需做血和脑脊液的病毒学及免疫学检查。

(四)鉴别诊断

1.结核性脑膜炎

亚急性起病、中毒症状重、脑膜刺激症状明显、特异性脑脊液改变:外观无色透明或混浊呈磨玻璃状,放置数小时后可见白色纤维薄膜形成,直接涂片可找到结核分枝杆菌。脑脊液压力正常或升高,细胞数增至(11～500)×10⁶/L,以淋巴细胞为主,糖和氯化物含量降低,氯化物低于109.2 mmol/L,葡萄糖低于

2.2 mmol/L,蛋白含量多中度增高,抗结核治疗有效等。

2.化脓性脑膜炎

起病急,感染症状重、多好发于婴幼儿、儿童和老年人。常有颅内压增高,脑膜刺激症状、脑实质受累表现、血常规示白细胞升高,中性粒细胞升高、脑电图表现为弥漫性慢波。脑脊液白细胞增多,常在(1.0~10)×10⁹/L,蛋白升高,糖和氯化物降低,脑脊液细菌培养和细菌涂片可检出病原菌。

3.新型隐球菌性脑膜炎

以头痛剧烈、视力下降为主要临床表现,无低热、盗汗等结核毒血症状,脑脊液墨汁染色阳性和真菌培养可资鉴别。

4.其他病毒引起的中枢神经系统感染

如巨细胞病毒性脑炎,亚急性或慢性起病,出现意识模糊、记忆力减退、情感障碍、头痛等症状和体征,血清、脑脊液的病毒学和免疫学检查可明确具体的病毒型别。

二、治疗

(一)治疗原则

及早、足量、足程应用抗病毒治疗、抑制炎症、降颅压、积极对症和全身支持治疗、防止并发症等。

(二)治疗方案

(1)抗病毒治疗:应选用广谱、高效、低毒药物。常选用阿昔洛韦,30 mg/(kg·d),分3次静脉滴注,连用14~21天;或选用更昔洛韦,5~10 mg/(kg·d),静脉滴注,连用10~14天。当临床表现提示单纯疱疹病毒性脑炎时,即应给予阿昔洛韦治疗,不必等待病毒学结果而延误治疗。

(2)免疫治疗:能控制炎症反应和减轻水肿,可早期、大量和短程给予糖皮质激素,临床上多用地塞米松10~20 mg/d,1次/天,静脉滴注,连用10~14天,而后改为口服泼尼松30~50 mg,晨起顿服,病情稳定后每3天减量5~10 mg,直至停止。病情严重时可采用甲泼尼龙冲击疗法,用量500~1 000 mg,静脉点滴,每天1次,连续3天,而后改为泼尼松30~50 mg口服,每天上午1次,以后每3~5天减量5~10 mg,直至停止。还可选用干扰素或转移因子等。

(3)针对高热、抽搐、精神错乱、躁动不安、颅内压增高等症状可分别给予降温、抗癫痫、镇静和脱水降颅内压等相应处理。

(4)应注意保持营养、水电解质平衡、呼吸道通畅等全身支持治疗,并防治各种并发症。

(5)恢复期可采用理疗、按摩、针灸等促进肢体功能恢复。

第六节 新型隐球菌性脑膜炎

一、概述

新型隐球菌性脑膜炎是由新型隐球菌感染所致,是中枢神经系统最常见的真菌感染。本病发病率虽很低,但病情重,病死率高,且临床表现与结核性脑膜炎颇为相似,常易误诊。

隐球菌是条件致病菌,接触鸽子排泄物是发生新型隐球菌病的主要原因,但只有当宿主免疫力低下时才会致病,该病常见于全身性免疫缺陷性疾病、慢性衰竭性疾病,如获得性免疫缺陷综合征(AIDS)、淋巴肉瘤、网状细胞肉瘤、白血病、霍奇金病、多发性骨髓瘤、结节病、结核病、糖尿病、肾病及红斑狼疮等。

二、临床表现

本病通常起病隐袭,多呈亚急性或慢性起病,急性起病仅占 10%,进展缓慢。30~60 岁多见,男性较多,鸽子饲养者的患病率较一般人群高数倍,免疫功能低下或缺陷患者多见,5%~10%的 AIDS 患者可发生隐球菌性脑膜炎。几乎所有的患者均有肺部感染,但由于症状短暂、轻微,临床易被忽略。

本病典型表现为间歇性头痛、呕吐及不规则低热,常见脑膜刺激征如颈强直、Kernig 征,可见意识障碍、痫性发作及精神障碍等。发热仅见于半数病例,头痛可为持续性或进行性加重,大多数患者可出现脑内压增高、视盘水肿和小脑受累症状、体征。由于脑底部蛛网膜下腔渗出明显,蛛网膜粘连常引起多数颅神经受损,如听神经、面神经及动眼神经等,可因脑室系统梗阻出现脑积水。少数患者以精神症状如烦躁不安、人格改变、记忆减退及意识模糊为主,偶可因大脑、小脑或脑干的较大肉芽肿引起偏瘫、失语和共济失调等局灶性神经体征,少见症状如视物模糊、眼球后疼痛、复视和畏光等。约 15%的患者无脑膜炎症状、体征。

新型隐球菌感染也可引起遍及全脑的隐球菌结节,可大至肉眼见到,小至显微镜下方可查见,炎性反应较轻。隐球菌结节聚积于视神经可引起视神经萎缩,较大的隐球菌结节可出现颅内占位病变症状,隐球菌结节偶见于脑室内、脊髓、

神经系统疾病诊断与治疗

脊髓硬膜外或硬膜下等。

本病通常呈进行性加重,平均病程为 6 个月,偶见几年内病情反复缓解和加重者。本病预后不良,无合并症的新型隐球菌性脑膜炎病死率为 40%,未经抗真菌治疗的患者病死率高达 87%,但极个别患者也可自愈。

三、诊断要点

(一)诊断

根据患者隐袭起病,慢性病程,具有真菌感染的条件,如鸽子饲养者、免疫缺陷患者等。以间歇性头痛、呕吐及不规则低热等起病,出现脑膜刺激征、颅内压增高、精神障碍、意识障碍、痫性发作、脑神经损害和局灶性神经体征等;CSF 压力增高,淋巴细胞数增高,蛋白增高和糖含量降低等,脑脊液墨汁染色检出隐球菌可确诊。

(二)辅助检查

1.脑脊液检查

脑脊液压力增高[>1.96 kPa(200 mmH$_2$O)],淋巴细胞增高[$(10\sim500)\times10^6$/L],蛋白增高和糖含量降低。

2.脑脊液隐球菌检查

脑脊液中检出隐球菌是确诊的关键,脑脊液经离心沉淀后沉渣涂片作印度墨汁染色,隐球菌检出率可达 30%~50%。Sabouraud 琼脂培养基培养或动物接种发现隐球菌也具有确诊价值。

3.影像学检查

头颅 CT 或 MRI 检查可发现脑膜炎和脑膜脑炎的各种原发和继发的影像学表现,较特征的是见到扩张的 Virchow-Robin 腔、凝胶状假性囊肿和脉络丛肉芽肿;以及非特异性表现如弥漫性脑水肿、弥漫性脑膜强化、脑实质低密度灶、交通性或梗阻性脑积水、脑实质或室管膜钙化等多种。偶可见到脑实质内低密度病灶,有增强现象,是隐球菌性肉芽肿的表现。25%~50%的隐球菌性脑膜炎患者头颅 CT 可无任何变化。

四、治疗方案及原则

(一)抗真菌治疗

1.单独两性霉素 B 治疗

两性霉素 B 目前仍是治疗中枢神经系统隐球菌感染最有效的药物。两性霉素无口服制剂,只能静脉给药。也可经小脑延髓池、侧脑室或椎管内给药,或经 Ommaya 储液鼓做侧脑室或鞘内注射。

单独应用时多从小剂量开始,突然给予大剂量或有效剂量可使病情恶化,成人开始用药,一般每天静脉给 0.30～0.75 mg/kg,逐渐增加至每天 1.0～1.5 mg/kg,按患者寒战、发热和恶心的反应大小决定增长的量和速度。当支持剂量达到时,因其半衰期较长该药可改为隔天 1 次。其间应按临床反应和有无毒副作用,特别是肾的毒性反应来调节剂量。血清肌酐升高至 221 μmol/L (2.5 mg/dL)时应减量或停药,直至肝功能改善。治疗 1 个疗程的用药总剂量远比每次用药的单剂量大小重要,前者是治疗成败的决定因素。治疗中枢神经系统感染,成人用药总剂量至少 2～3 g。两性霉素的毒副作用较多。该药不良反应多且严重,最常见的是肾脏毒性、低血钾和血栓形成性静脉炎,此外还可引起高热、寒战、头痛、呕吐、血压下降、氮质血症等,偶可出现心律失常、惊厥、血尿素氮水平增高、白细胞或血小板计数减少等。阿司匹林、抗组胺药物,输血和暂时减低给药剂量,是控制不良反应的有效手段。

2.合并用药

两性霉素 B[0.3 mg/(kg·d)]开始,逐渐增量,总剂量 2～3 g]与口服氟胞嘧啶[100 mg/(kg·d)]合并使用是较理想的治疗方案。比单纯使用一种药物的治疗有效率和改善率皆高,复发病例亦较少,减少不良反应。疗效观察要依赖 CSF 的改变,合并治疗 2～4 周,当 CSF 转变为正常后,可改为氟康唑治疗,剂量为 400～800 mg/d[10 mg/(kg·d),口服或静脉滴注],疗程为 1～3 个月。若同时服用苯妥英钠,应检测肝功。

(二)手术治疗

脑和脊髓肉芽肿压迫脑室系统导致梗阻性脑积水和颅内压增高,药物治疗常难奏效,可行骨片减压术,脑积水者可行侧脑室穿刺引流术或侧脑室分流减压术。

(三)对症及全身支持疗法

颅内压增高者可用脱水剂如 20%甘露醇、甘油果糖和呋塞米等降颅压治疗,预防脑疝,保护视神经。因病程长,病情重,机体慢性消耗很大,须注意患者的全身营养,防治肺部感染及泌尿系统感染等,应注意水、电解质平衡,进行全面护理。

第五章

遗传与变性疾病

第一节 血管性痴呆

血管性痴呆(vascular dementia,VD)是指由脑血管病变引起的认知功能障碍综合征。血管性痴呆是老年期痴呆最常见的类型之一,仅次于阿尔茨海默病。临床上通常表现为波动性病程及阶梯式进展,早期认知功能缺损呈"斑块"状分布。

一、流行病学

65 岁以上人群痴呆患病率约为 5%,血管性痴呆患病率为 2%~3%。随年龄增长,血管性痴呆的发病率呈指数增长。卒中后痴呆患病率为 12%~31%。欧美老年期痴呆中血管性痴呆占 20%~30%。目前认为,血管性痴呆是我国老年期痴呆的主要组成部分。

二、危险因素

血管性痴呆的危险因素包括年龄、吸烟、酗酒、文化程度低、高血压病、动脉粥样硬化、糖尿病、心肌梗死、心房颤动、白质损害、脂代谢紊乱和高同型半胱氨酸血症等。负性生活事件、脑卒中家族史、高脂饮食等是血管性痴呆发病相关因素。$apoE\varepsilon 4$ 会增加血管性痴呆的危险性。

高血压病是血管性痴呆最重要的危险因素。有效控制高血压,尤其是收缩压,可明显降低血管性痴呆的发生。年龄是比较明确的危险因素。吸烟及酗酒能增加脑卒中和痴呆的危险性。文化程度与血管性痴呆的发病率成负相关。文化程度愈高,血管性痴呆发病率愈低。

三、病因

病因包括全身性疾病如动脉粥样硬化、高血压病、低血压、心脏疾病（瓣膜病、心律失常、附壁血栓和黏液瘤等）、血液系统疾病（镰状细胞贫血、血黏度增高和血小板增多）及炎性血管病，也可以由颅内病变如腔隙性脑梗死、Binswanger病、白质疏松、皮质下层状梗死、多发性梗死、出血（外伤性、自发性、蛛网膜淀粉样血管病）、颅内动脉病、炎症性（肉芽肿性动脉炎、巨细胞性动脉炎）及非炎症性（淀粉样血管病、烟雾病）所致。

四、发病机制

（一）分子机制

本病神经递质功能异常。

1.胆碱能通路受损

胆碱能神经元对缺血不耐受。基底前脑胆碱能神经元接受穿通动脉供血，而后者易受高血压影响而发生动脉硬化。缺血性卒中容易损伤胆碱能纤维投射，导致脑内胆碱不足。

2.兴奋性氨基酸的神经毒性作用

细胞内过量谷氨酸受体激活，继发钙超载，导致大量氧自由基产生，造成线粒体与DNA损伤。

3.局部脑血流改变

慢性脑内低灌注引起海马CAI区锥体细胞凋亡及神经元丧失，导致记忆功能障碍。血管性痴呆与脑缺血关系密切：缺血半暗带细胞内钙超载、兴奋性氨基酸、自由基及缺血后的基因表达、细胞凋亡和迟发性神经元坏死等。

（二）遗传机制

伴皮质下梗死和白质脑病的常染色体显性遗传性脑动脉病缺陷基因 *Notch3* 基因定位于19q12。*apoE* 基因多态性与血管性痴呆关系密切。*apoEε* 4 等位基因增加了血管性痴呆的患病危险。

五、病理

血管性痴呆主要病理改变为脑微血管病变，包括脑卒中后严重的筛状变及白质病变。主要累及皮质、海马、丘脑、下丘脑、纹状体和脑白质等，导致纹状体-苍白球-丘脑-皮质通路破坏。

六、临床表现

临床表现与卒中发生的部位、大小及次数有关。

(一)认知功能损害

突然起病,病情呈阶梯性进展。早期表现为斑片状认知功能损害,最后出现全面性认知功能障碍。病变部位不同,引起的认知功能障碍领域不同,可表现为皮质、皮质下或两者兼而有之,或仅表现为某一重要部位的功能缺失。左侧大脑半球(优势半球)病变可能出现失语、失用、失读、失写及失算等症状;右侧大脑半球皮质病变可能有视空间障碍。皮质下神经核团及其传导束病变可能出现强哭强笑等症。有时,还可出现幻觉、自言自语、木僵、缄默和淡漠等精神行为学异常。通常首先累及言语回忆和与视空间技能损害有关的执行功能,记忆障碍较轻。因此,血管性痴呆筛查量表不应以记忆障碍作为筛查和评估的主要标准,应改为存在两种以上认知领域损害,可以包括或不包括记忆损害。

(二)精神行为学异常

病程不同阶段出现精神行为学异常,如表情呆滞、强哭、强笑、抑郁、焦虑、情绪不稳和人格改变等。典型的抑郁发作更为常见。

(三)局灶性神经功能缺损症状和体征

多数患者有卒中史或短暂脑缺血发作史,有局灶性神经功能缺损的症状、体征以及相应的神经影像学异常。优势半球病变可出现失语、失用、失读和失算等症;大脑右半球皮质病变可出现视空间技能障碍;皮质下神经核团及传导束病变可出现运动、感觉及锥体外系症状,也可出现强哭、强笑等假性延髓性麻痹症状。影像学检查可见多发腔隙性软化灶或大面积脑软化灶,可伴有脑萎缩、脑室扩大及白质脱髓鞘改变。

(四)辅助检查

血液流变学异常、颅内多普勒超声检查可见颅内外动脉狭窄或闭塞。事件相关电位(P300)可辅助判断某些器质性或功能性认知功能障碍。脑电图可见脑血栓形成区域局限性异常。头颅 CT 或 MRI 可见新旧不等的脑室旁、半卵圆中心、底节区低密度病灶并存的特点。

七、临床类型

(一)多发梗死性痴呆

多发梗死性痴呆为最常见的类型,常有一次或多次卒中史,病变可累及皮质、皮质下白质及基底节区。当梗死脑组织容量累积达 80～150 mL 时即可出现痴呆。常有高血压、动脉硬化和反复发作的卒中史。典型病程为突然发作、阶梯式进展和波动性认知功能障碍。每次发作遗留不同程度的认知功能损害和精神行为学异常,最终发展为全面性认知功能减退。临床上主要表现为局灶性神经功能缺损症状和体征(如偏瘫、失语、偏盲和假性延髓性麻痹)和突发的认知功能损害。神经影像学可见脑内多发低密度影和脑萎缩。

(二)大面积脑梗死性痴呆

大面积脑梗死性痴呆为单次脑动脉主干闭塞引起的痴呆。大面积脑梗死患者常死于急性期,少数存活者遗留不同程度的认知功能障碍。

(三)关键部位梗死性痴呆

关键部位梗死性痴呆是指与脑高级皮质功能相关的特殊部位梗死所致的痴呆,包括皮质(海马与角回)或皮质下(丘脑、尾状核、壳核及苍白球)。

(四)皮质下血管性痴呆

皮质下血管性痴呆包括多发腔隙性梗死性痴呆、腔隙状态、Binswanger 病、伴皮质下梗死和白质脑病的常染色体显性遗传性脑动脉病、脑淀粉样血管病导致的痴呆,与小血管病变有关。主要表现为皮质下痴呆综合征,即执行功能障碍为主,记忆损害较轻,早期出现精神行为学异常。

(五)分水岭区梗死性痴呆或低灌注性痴呆

分水岭区梗死性痴呆或低灌注性痴呆急性脑血流动力学改变(如心搏骤停、脱水和低血压)后分水岭梗死所致痴呆。

(六)出血性痴呆

出血性痴呆指脑出血及慢性硬膜下血肿造成的痴呆。蛛网膜下腔出血以及正常颅压脑积水导致的痴呆是否包括在内尚有争议。

(七)其他病因引起的痴呆

其他病因引起的痴呆包括原因不明和罕见的脑血管病引起的痴呆,如烟雾病和先天性血管异常等合并的痴呆。

八、诊断标准

2011 年美国国立神经系统疾病与卒中研究所和瑞士国际神经科学研究协会(National Institute of Neurological Disorders and Stroke and the Association

International epour la Researcheetl Enseigmenten Neurosciences，NINDS-AIREN)诊断标准如下。

(一)临床很可能(probable)血管性痴呆

(1)痴呆符合美国《精神障碍诊断与统计手册》第 4 版(diagnostic and staristical manual of disorders,fourth edition,DSM-Ⅳ)-R 诊断标准:临床主要表现为认知功能明显下降,尤其是自身前后对比。神经心理学检查证实有两个以上认知领域的功能障碍(如记忆、定向、注意、计算、言语、视空间技能以及执行功能),其严重程度已干扰日常生活,并经神经心理学测验证实。同时,排除意识障碍、神经症、严重失语以及脑变性疾病(额颞叶痴呆、路易体痴呆以及帕金森痴呆等)或全身性疾病所引起的痴呆。

(2)脑血管疾病的诊断:临床表现有脑血管疾病引起的局灶性神经功能缺损症状和体征,如偏瘫、中枢性面舌瘫、感觉障碍、偏盲及言语障碍等,符合头颅 CT 或 MRI 上相应病灶,可有或无卒中史。Hachinski 缺血评分≥7 分。影像学检查(头颅 CT 或 MRI)有相应的脑血管病证据,如多发脑梗死、多个腔隙性脑梗死、大血管梗死、重要部位单个梗死(如丘脑、基底前脑)或广泛的脑室周围白质病变。

(3)痴呆与脑血管疾病密切相关:卒中前无认知功能障碍。痴呆发生在脑卒中后的 3 个月内,并持续 3 个月以上。或认知功能障碍突然加重、波动或呈阶梯样逐渐进展。支持血管性痴呆诊断:早期认知功能损害不均匀(斑块状分布);人格相对完整;病程波动,多次脑卒中史;可呈现步态障碍、假性延髓性麻痹等体征;存在脑血管病的危险因素;Hachinski 缺血量表≥7 分。

(二)可能为(possible)血管性痴呆

(1)符合痴呆诊断。

(2)有脑血管病和局灶性神经系统体征。

(3)痴呆和脑血管病可能有关,但在时间或影像学方面证据不足。

(三)确诊血管性痴呆

(1)临床诊断为很可能或可能的血管性痴呆。

(2)尸检或活检证实不含超过年龄相关的神经元纤维缠结(NFTS)和老年斑(SP)数以及其他变性疾病组织学特征。

当血管性痴呆合并其他原因所致的痴呆时,建议用并列诊断,而不用"混合性痴呆"的诊断。

九、鉴别诊断

(一)阿尔茨海默病

阿尔茨海默病患者的认知功能障碍以记忆障碍为主,呈进行性下降。血管性痴呆患者早期表现为斑片状认知功能损害,主要表现为执行功能受损。病程呈波动性进展或阶梯样加重。脑血管病史、神经影像学改变以及 Hachinski 缺血量表有助于鉴别血管性痴呆与阿尔茨海默病。评分≥7 分者为血管性痴呆;5~6分者为混合性痴呆;≤4 分者为阿尔茨海默病。

(二)谵妄

谵妄是以意识障碍为特征的急性脑功能障碍综合征。除意识障碍外,还有丰富的视幻觉及听幻觉,症状在短时间(数小时或数天)内出现,并且 1 天中有波动趋势(表 5-1)。

表 5-1 谵妄与痴呆的鉴别诊断

症状	谵妄	痴呆
发病形式	急	不恒定
进展情况	快	缓慢
自诉能力减退	不经常	经常
注意力	佳	差
定向力	完全丧失	选择性失定向
记忆力	完全性记忆障碍	远期比近期好
语言	持续而不连贯	单调或失语
睡眠障碍	有	不定

(三)正常颅压性脑积水

当血管性痴呆患者出现脑萎缩或脑室扩大时,需要与本病鉴别。后者主要表现为进行性认知功能损害、共济失调步态和尿失禁三大主征。隐匿起病,无明确的脑卒中史,影像学无脑梗死的证据。

(四)某些精神症状

卒中累及额颞叶可能出现某些精神症状,如淡漠、欣快及易激惹,甚至出现幻觉。优势半球顶叶损害可出现 Gerstmann 综合征(失写、失算、左右分辨障碍及手指失认)及体象障碍等,容易误诊为痴呆。但上述症状与脑血管病同时发生,随病情加重而加重,随病情好转而好转,甚至消失。症状单一,持续时间短暂,不能认为是痴呆。

(五)去皮质状态

去皮质状态多由于严重或多次卒中所致双侧大脑半球广泛的损害。患者无思维能力,但保留脑干的生理功能,视、听反射正常。肢体可出现无意识动作。可以进食,但不能理解语言,不能执行简单的命令。而痴呆患者能听懂别人的叙述,执行简单的命令,保留一定的劳动与生活能力。

(六)各型失语

患者不能言语或者不能理解他人的言语,但患者一般能有条不紊地处理自己的日常生活和工作。行为合理,情绪正常。也可以借助某种表情或动作与他人进行简单的信息交流。痴呆患者早期一般无明显言语障碍。有自发言语,也能听懂别人的语言。

(七)麻痹性痴呆

麻痹性痴呆属于三期脑实质性梅毒。主要表现为进行性认知功能损害,常合并有某些神经系统体征(如瞳孔异常、腱反射减低及共济失调步态等),有特异性血清学及脑脊液免疫学阳性结果。

(八)皮质-纹状体-脊髓变性

皮质-纹状体-脊髓变性通常表现为迅速进展的痴呆,伴小脑性共济失调、肌阵挛。

十、血管性痴呆与血管性认知功能障碍

血管性痴呆传统的诊断标准要求患者有记忆力下降和其他认知领域功能损害,其严重程度达到痴呆标准,该诊断标准具有明显的局限性。首先,血管性痴呆诊断标准是建立在阿尔茨海默病的概念上,但记忆障碍并非是血管性痴呆的典型症状。其次,血管性痴呆的诊断需要认知功能损害程度达到痴呆诊断标准,客观上阻止了识别早期血管性痴呆患者,使其失去有效治疗和防止认知功能损害持续进展的最佳时机。为此,一些学者建议用血管性认知功能障碍(vascular cognitive impairment,VCI)取代血管性痴呆。

血管性认知功能障碍是指由脑血管病引起或与脑血管病及其危险因素密切相关的各种程度的认知功能损害,包括非痴呆血管性认知功能障碍、血管性痴呆和伴有血管因素的阿尔茨海默病即混合性痴呆。血管性认知功能障碍比血管性痴呆所包括的范围更为广泛,包括血管因素引起的所有认知功能障碍。血管危

险因素或脑卒中史是诊断血管性认知功能障碍所必需,局灶性神经功能缺损体征,突发性、阶梯样进展的病程特点不是血管性认知功能障碍诊断所必需。Hachinski 缺血量表对血管性认知功能障碍诊断非常有用。血管性认知功能障碍概念的提出为血管病所致认知功能损害的早期预防和干预提供了理论依据。

十一、混合性痴呆

混合性痴呆是指既具有阿尔茨海默病典型的临床表现,同时又具备血管性危险因素的痴呆患者。脑血管性损害和原发退行性改变同时存在。至少 1/3 的阿尔茨海默病患者存在血管性损害,而 1/3 的血管性痴呆患者存在阿尔茨海默病样病理学改变。阿尔茨海默病患者的血管性损害促进临床症状的发展,存在 1 次或 2 次腔隙性卒中时,表现出临床症状的风险增加 20 倍。最常见的混合性痴呆类型是具有典型阿尔茨海默病临床特征的患者在卒中后症状突然恶化。这种混合性痴呆类型称为"卒中前痴呆"。另一个常见的现象是有"单纯性"阿尔茨海默病症状的痴呆患者存在血管损害,这种"无症状"血管损害只有在神经影像学检查或组织活检时才能发现。目前,很可能低估了在临床诊断为阿尔茨海默病的患者中血管损害对痴呆的促成作用。高龄个体中,单纯性阿尔茨海默病并不能在所有患者中出现临床痴呆症状。腔隙性卒中促成了许多阿尔茨海默病患者痴呆的临床表现。血管损害很可能在晚发性阿尔茨海默病患者中起非常重要的作用。为了描述痴呆的不同类型,Kalaria 和 Ballard 提出了一种连续统一体,其中一端是单纯性阿尔茨海默病,另一端是单纯性血管性痴呆,在两者之间出现了不同的组合。单纯性血管性痴呆和单纯性阿尔茨海默病的诊断通常采用各自的标准(NINDS-AIREN 和 NINCDS-ADRDA),而阿尔茨海默病伴 CVD 或混合性痴呆的诊断则有困难。通过询问照料者以确定先前是否存在 MCI 症状有助于识别卒中导致症状加重的早期阿尔茨海默病患者。在某些患者中,缺血评分也可能提供倾向于血管性病因的证据。

十二、治疗

血管性痴呆的治疗分为预防性治疗和对症治疗。预防性治疗着眼于血管性危险因素的控制,即卒中的一级和二级预防。对症治疗即三级预防,主要包括痴呆的治疗。

(一)一级预防

一级预防主要是控制血管性痴呆危险因素如高血压病、糖尿病、脂代谢紊乱、肥胖、高盐高脂饮食、高凝状态、脑卒中复发、心脏病、吸烟、睡眠呼吸暂停综合征及高同型半胱氨酸血症等。积极治疗卒中急性期的心律失常、充血性心力衰竭、癫痫及肺部感染有助于血管性痴呆预防。颅内外血管狭窄者进行介入治疗、球囊扩张术和颈动脉支架成形术改善脑血供。有高血压病、脑动脉硬化及卒中史者,定期进行认知功能测查。一旦发现认知功能减退,应积极给予治疗。重点预防卒中复发。低灌注引起者应增加脑灌注,禁用降压治疗。

(二)二级预防

二级预防主要是指脑血管病的处理,包括脑卒中急性期与康复期治疗及脑卒中复发的防治。积极改善脑循环、脑细胞供氧,预防新血栓与再梗死等。脑卒中急性期积极治疗脑卒中,防治各种并发症,改善脑功能,避免缺血脑细胞受到进一步损害。

(三)支持治疗

维持良好的心肺功能,保持水、电解质和酸碱平衡;警惕心律失常、心肌梗死和心力衰竭的发生;保证营养摄入,必要时可采取鼻饲或静脉营养。

(四)血压的管理

合理缓慢降压对防治脑卒中极为重要。卒中急性期除非血压过高,一般不主张降压治疗,以免血压过低导致脑灌注锐减而使梗死加重。治疗收缩型高血压[收缩压＞21.3 kPa(160 mmHg),舒张压＜12.6 kPa(95 mmHg)]收缩-舒张型高血压[收缩压＞21.3 kPa(160 mmHg),舒张压＞12.7 kPa(95 mmHg)]更为重要。可口服卡托普利,或静脉注射拉贝洛尔;对血压降低后血容量不足者可给予多巴胺等升压药物。

(五)溶栓及抗凝药物的使用

溶栓及抗凝药物的使用早期识别急性脑血管病,防止缺血半暗区进一步扩大并促使其恢复;预防脑卒中复发;消除或控制卒中后痴呆的危险因素;积极治疗并发症均可预防血管性痴呆的发生与发展。

(六)高压氧治疗

高压氧可增加血氧含量、提高血氧分压、加大血氧弥散距离和改善脑组织病变部位血液供应,保护缺血半影区,促进神经组织的恢复与再生,减轻缺血再灌流脑损伤,减少自由基损伤,以改善血管性痴呆患者的认知功能及精神行为学异常。

(七)三级预防

三级预防主要指对认知功能障碍的处理,主要包括胆碱酯酶抑制药、神经营养和神经保护药、N-甲基-D-天冬氨酸（N-methyl-D-aspartate，NMDA）受体拮抗剂、抗氧化药、改善微循环药、益智药、激素替代治疗和抗生素治疗等。目前，血管性痴呆的治疗分为作用于胆碱能及非胆碱能系统两大类。

1.作用于胆碱能的药物

胆碱酯酶抑制剂，如乙酰胆碱酯酶抑制剂（acetylcholinesterase inhibitor，AchEI）已开始用于轻中度血管性痴呆治疗。代表药物有盐酸多奈哌齐、重酒石酸卡巴拉汀和加兰他敏等。

（1）多奈哌齐：每天 5～10 mg 口服能改善轻中度血管性痴呆和混合性痴呆患者的认知功能。不良反应有恶心、呕吐、腹泻、疲劳和肌肉痉挛；但在继续治疗中会消失。无肝毒性。

（2）重酒石酸卡巴拉汀（rivastigmine）：为丁酰胆碱酯酶和乙酰胆碱酯酶双重抑制剂。口服吸收好，易通过血-脑屏障，对中枢神经系统的胆碱酯酶具有高度选择性，改善皮质下血管性痴呆患者的注意力、执行功能、日常生活能力和精神行为学异常。

（3）加兰他敏（galantamine）：具有抑制胆碱酯酶和调节烟碱型胆碱受体（nAChR）而增加胆碱能神经传导的双重调节作用。能明显改善血管性痴呆及轻中度阿尔茨海默病伴 CVD 患者的认知功能、整体功能、日常生活活动能力和精神行为学异常。

（4）石杉碱甲（huperzia A）：是我国科技人员从植物药千层塔中分离得到的一种选择性、可逆性 AChEI，可选择性降解中枢神经系统的乙酰胆碱，增加神经细胞突触间隙乙酰胆碱浓度，适用于轻中度血管性痴呆患者。

2.非胆碱能药物

（1）脑代谢活化剂：代表药物有吡拉西坦、奥拉西坦、胞磷胆碱、氢麦角碱、都可喜、脑活素和双氢麦角碱等。吡拉西坦诱导钙内流，改善再记忆过程，还可提高脑葡萄糖利用率和能量储备，促进磷脂吸收以及 RNA 与蛋白质合成，具有激活、保护和修复神经细胞的作用。都可喜为阿米三嗪和萝巴辛的复方制剂，可加强肺泡气体交换，增加动脉血氧分压和血氧饱和度，有抗缺氧及改善脑代谢和微循环的作用，尚可通过其本身的神经递质作用促进脑组织新陈代谢。双氢麦角碱能改善脑循环，促进脑代谢，直接作用于中枢神经系统多巴胺和 5-羟色胺受体，有增强突触前神经末梢释放递质与刺激突触后受体的作用；改善神经传递功能；抑制 ATP 酶、腺苷酸环化酶的活性，减少 ATP 分解，从而改善细胞能量平衡，使神经元电活动增加。甲氯芬酯可抑制体内某些氧化酶，促进神经元氧化还原作用,增加葡萄糖的利用,兴奋中枢神经系统,改善学习和记忆。另外,胞磷胆碱、脑活素、细胞色素 C、ATP 和辅酶 A 等亦可增强脑代谢。

(2)脑循环促进剂:减少脑血管阻力,增加脑血流量或改善血液黏滞度,提高氧利用度,但不影响正常血压。常用的有麦角衍生物,代表药物双氢麦角碱和尼麦角林,能阻断 α 受体,扩张脑血管,改善脑细胞代谢。

(3)脑血管扩张药:代表药物钙离子通道阻滞药尼莫地平,属于二氢吡啶类钙通道阻滞药,作用于 L 型钙通道,具有良好的扩张血管平滑肌的作用,增加容量依赖性脑血流量,减轻缺血半暗带钙超载。每天口服 90 mg,连续 12 周,可改善卒中后皮质下血管性痴呆的认知功能障碍。对小血管病特别有效,对皮质下血管性痴呆有一定益处。

(4)自由基清除剂:如维生素 E、维生素 C 及银杏叶制剂。早期给予银杏叶制剂可以改善脑血液循环、清除自由基,保护脑细胞,起到改善痴呆症状及延缓痴呆进展的作用。

(5)丙戊茶碱(propentofylline):抑制神经元腺苷重摄取、CAMP 分解酶,还可通过抑制过度活跃的小胶质细胞和降低氧自由基水平而具有神经保护作用,能改善血管性痴呆患者的认知功能和整体功能。

(6)N-甲基-D-天冬氨酸(NMDA)受体阻断剂:代表药物有美金刚,被认为是治疗血管性痴呆最有前途的神经保护剂,能与 AChEI 联合应用。

(7)精神行为学异常的治疗:抗精神障碍药物用量应较成年人低。抑郁状态宜采用毒性较小的药物,如选择性 5-羟色胺再摄取抑制剂和 NE 再摄取抑制剂。还可配合应用情绪稳定剂如丙戊酸钠等。

十三、康复与护理

由于血管性痴呆患者通常表现为斑片状认知功能障碍,且常合并局灶性神经功能缺损体征,心理治疗、语言和肢体功能训练较阿尔茨海默病有一定的侧重性。

第二节　腓骨肌萎缩症

腓骨肌萎缩症又称 Charcot-Marie-Tooth 病(CMT)或为遗传性运动感觉性

周围神经病,由 Charcot、Marie 和 Tooth(1886 年)首先报道,是遗传性周围神经病中最常见的类型,发病率为 1/2 500。遗传方式多为常染色体显性遗传,少部分是常染色体隐性遗传、X-性连锁显性遗传和 X-性连锁隐性遗传。临床特征为儿童或青少年起病,足内侧肌和腓骨肌进行性无力和萎缩、伴有轻到中度感觉减退、腱反射减弱和弓形足。根据神经传导速度不同将 CMT 分为 1 型(脱髓鞘型)和 2 型(轴索型):正中神经运动传导速度<38 m/s 为 1 型,正常或接近正常为 2 型。基因定位后进一步将 CMT1 型分为 1A、1B、1C 和 1D 四个亚型,CMT2 型分为 2A、2B、2C 和 2D 四个亚型,以 CMT1A 型最常见。

一、病因与发病机制

CMT1 型是本病的标准型,占 CMT 的 50%,主要为常染色体显性遗传,少部分是常染色体隐性遗传、X-性连锁显性遗传和 X-性连锁隐性遗传。根据基因定位至少有四个亚型:①CMT1A:占 CMT1 型的 71%,基因位于染色体 17p11.2-12,该基因编码 22 kD 的周围神经髓鞘蛋白 22(peripheral myelin protein 22,PMP22),主要分布在髓鞘施万细胞膜,占周围神经髓鞘蛋白的 2%～5%,其功能可能与维持髓鞘结构的完整性、调节细胞的增殖有关。它的重复突变导致 PMP22 基因过度表达(基因剂量效应)而使施万细胞的增殖失调,故引起髓鞘脱失(节段性脱髓鞘)和髓鞘再生(洋葱球样结构),PMP22 基因重复突变的机制可能是父源精子生成过程中的 PMP22 基因的同源重组;另有一小部分患者因 PMP22 基因的点突变,产生异常 PMP22 蛋白而致病。②CMT1B:较少见,基因位于染色体 1q22-23,该基因编码周围神经髓鞘蛋白零(peripheral myelin protein zero,PMP0,或 P0),主要分布在髓鞘,占周围神经髓鞘蛋白的 50%,其功能可能为髓鞘两个板层之间的黏附分子,以形成和维护髓鞘的致密结构,调节施万细胞的增殖。P0 基因突变可使 P0 蛋白减少而导致髓鞘的形成障碍和施万细胞的增殖失调。③CMT1C:基因定位尚不明确。④CMT1D:基因位于 10q21.1-22.1,为早生长反应 2(early growth response-2,EGR2)基因突变造成 Schwann 细胞增殖紊乱和髓鞘的生长障碍。

CMT2 型占 CMT 的 20%～40%,主要为常染色体显性遗传,与其有关的基因至少有五个位点:染色体 1p35-36(CMT2A)、3q13-22(CMT2B)、7p14(CMT2D)、8p21(CMT2E)和 7q11-21(CMT2F)。CMT2E 为神经丝轻链(neurofilament protein light polypeptide,NF-L)基因突变所致。正常时该基因编码神经丝轻链蛋白,它构成有髓轴突的细胞骨架成分,具有轴突再生和维持轴突寿命的功能。当该基因突变时可引起神经丝轻链蛋白减少而导致轴突的结构和功能障碍。

CMTX 型,占 CMT 的 10%～20%,主要为 X 连锁显性遗传,基因位于 Xq13.1,该基因(Cx32)编码髓鞘间隙连结蛋白 Cx32,分布在周围神经髓鞘和脑。目前,发现 $Cx32$ 基因有 30 多种突变,包括碱基置换、插入、缺失和移码突变等,大多发生在基因编码区,也可发生在启动子区和剪接位点,使 Cx32 蛋白减少,髓鞘的结构和功能障碍,并可引起男性患者脑干听觉诱发电位异常。

二、病理

周围神经轴突和髓鞘均受累,远端重于近端。CMT1 型神经纤维呈对称性节段性脱髓鞘,部分髓鞘再生,施万细胞增生与修复组成同心圆层而形成"洋葱头"样结构(因而也称为腓骨肌萎缩症肥大型),造成运动和感觉神经传导速度减慢。CMTX 型与 CMT1 型的病理改变类似。CMT2 型主要为轴突变性(故又称为腓骨肌萎缩症神经元型)和有髓纤维慢性进行性减少,运动感觉传导速度改变不明显;前角细胞数量轻度减少,当累及感觉后根纤维时,薄束变性比楔束更严重;自主神经保持相对完整,肌肉为簇状萎缩。

三、临床表现

(一)CMT1 型(脱髓鞘型)

(1)儿童晚期或青春期发病。周围神经对称性、进行性变性导致远端肌萎缩,开始是足和下肢,数月至数年可波及手肌和前臂肌。拇长伸肌、趾长伸肌、腓骨肌和足固有肌等伸肌早期受累,屈肌基本正常,产生马蹄内翻足和爪形趾、锤状趾畸形,常伴有弓形足和脊柱侧弯,腓肠肌神经变性导致行走时垂足,呈跨阈步态。仅少数病例先出现手肌和前臂肌肌萎缩,而后出现下肢远端肌萎缩。

(2)检查可见小腿肌肉和大腿的下 1/3 肌肉无力和萎缩,形似鹤腿,若大腿下部肌肉受累也称"倒立的香槟酒瓶"状,屈曲能力减弱或丧失,受累肢体腱反射消失。手肌萎缩,并波及前臂肌肉,变成爪形手。萎缩很少波及肘以上部分或大腿的中上 1/3 部分。深浅感觉减退可从远端开始,呈手套、袜套样分布;伴有自主神经功能障碍和营养代谢障碍,但严重的感觉缺失伴穿透性溃疡罕见。部分患者伴有视神经萎缩、视网膜变性、眼震、眼肌麻痹、突眼、瞳孔不对称、神经性耳聋、共济失调和肢体震颤等。

(3)病程缓慢,在很长时期内都很稳定,颅神经通常不受累。部分患者虽然存在基因突变,但无肌无力和肌萎缩,仅有弓形足或神经传导速度减慢,有的甚至完全无临床症状。

（4）脑脊液正常，少数病例蛋白含量增高。

（二）CMT2型（轴索型）

CMT2型发病晚，成年开始出现肌萎缩，部位和症状与CMT1型相似，但程度较轻；脑脊液蛋白含量正常。

四、辅助检查

（一）肌电图和神经传导速度检测

检查神经传导速度（NCV）对分型至关重要。CMT1型正中神经运动NCV从正常的50 m/s减慢为38 m/s以下，通常为15～20 m/s，在临床症状出现以前可检测到运动NCV减慢。CMT2型NCV接近正常。肌电图示两型均有运动单位电位波幅下降，有纤颤或束颤电位，远端潜伏期延长，呈神经源性损害。多数患者有感觉电位消失。

（二）诱发电位检测

X连锁显性遗传患者脑干听觉诱发电位和视觉诱发电位异常，躯体感觉诱发电位的中枢和周围传导速度减慢，说明患者中枢和周围神经传导通路受损。

（三）肌肉及神经活检

肌肉活检显示为神经源性肌萎缩。神经活检CMT1型的周围神经改变主要是脱髓鞘和施万细胞增生形成"洋葱头"；CMT2型主要是轴突变性。神经活检还可排除其他遗传性神经病，如Refsum病（可见有代谢产物沉积在周围神经），自身免疫性神经病（可见淋巴细胞浸润和血管炎）。

（四）基因分析

临床上不易对CMT1型和CMT2型进一步分出各亚型，需用基因分析的方法来确定各亚型。如CMT1A可用脉冲电场凝胶电泳法检测 $PMP22$ 基因的重复突变，用DNA测序法检测其点突变；CMT1B可用单链构象多态性（SSCP）法或DNA测序法检测 $P0$ 基因的点突变；CMTX可用DNA测序法检测 $Cx32$ 基因的点突变。

（五）脑脊液

脑脊液通常正常，少数病例蛋白含量增高。血清肌酶正常或轻度升高。

五、诊断

(一)临床诊断依据

(1)儿童期或青春期出现缓慢进展的对称性双下肢无力。

(2)"鹤腿",垂足、弓形足,可有脊柱侧弯。

(3)腱反射减弱或消失,常伴有感觉障碍。

(4)常有家族史。

(5)周围神经运动传导速度减慢,神经活检显示"洋葱头"样改变(CMT1 型)或轴索变性(CMT2 型)及神经源性肌萎缩。

(6)基因检测 *CMT1A* 基因重复及相应基因的点突变等。

(二)CMT1 型与 CMT2 型的鉴别

1.发病年龄

CMT1 型 12 岁左右,CMT2 型 25 岁左右。

2.神经传导速度

CMT1 型明显减慢,CMT2 型正常或接近正常。

3.基因诊断

CMT1 型中的 CMT1A 为 17 号染色体短臂(17p 11.2)1.5Mb 长片段(其中包含 *PMP22* 基因)的重复或 *PMP22* 基因的点突变;CMT2 型中的 CMT2E 为 *NF-L* 基因的点突变。

六、鉴别诊断

(一)远端型肌营养不良症

四肢远端肌无力、肌萎缩、渐向上发展,需与 CMT 鉴别;但该病成年起病,肌电图显示肌源性损害,运动传导速度正常可资鉴别。

(二)家族性淀粉样多神经病

家族性淀粉样多神经病通常在 20～45 岁起病,以下肢感觉障碍和自主神经功能障碍为早期特征,多需借助神经活检或 DNA 分析加以区别。

(三)慢性炎症性脱髓鞘性多发性神经病

慢性炎症性脱髓鞘性多发性神经病进展相对较快,无足畸形,CSF 蛋白含量增多,泼尼松治疗效果较好,易与 CMT 鉴别。

(四)慢性进行性远端型脊肌萎缩症

该病的肌萎缩分布和病程类似 CMT 病,但伴有肌肉跳动、EMG 显示为前角损害,无感觉传导障碍可与 CMT 鉴别。

(五)遗传性共济失调伴肌萎缩

遗传性共济失调伴肌萎缩又称 Roussy-Lévy 综合征。儿童期缓慢起病,有腓骨肌萎缩、弓形足、脊柱侧凸、四肢腱反射减弱或消失,肌电图运动传导速度减慢需与 CMT 鉴别;但该病尚有站立不稳、步态蹒跚和手震颤等共济失调表现与 CMT 不同,也有认为该病是 CMT 的变异型。

(六)遗传性压迫易感性神经病

因有肌无力、萎缩和传导速度减慢及显性遗传需与 CMT 鉴别,但 HNPP 是一种反复发作的轻微的一过性疾病,在轻微牵拉、压迫或外伤后反复出现肌无力、麻木和肌萎缩、踝反射消失及弥漫性神经传导速度减慢,神经活检为节段性脱髓鞘和腊肠样结构改变。预后良好。

(七)植烷酸贮积病

植烷酸贮积病也称遗传性共济失调性多发性神经炎样病(heredopathia atactica polyneuritiformis),由挪威神经病学家 Refsum(1949)首先报道,故又称 Refsum 病。因有对称性肢体无力和肌萎缩及腱反射减弱而需与 CMT 鉴别。但本病除有多发性周围神经损害外,还有小脑性共济失调、夜盲、视网膜色素变性和脑脊液蛋白增高等特点,易与 CMT 区别。

七、治疗

目前,尚无特殊治疗方法,主要是对症治疗和支持疗法,垂足或足畸形可穿着矫形鞋。药物治疗可用维生素类促进病变神经纤维再生,神经肌肉营养药有一定帮助。针灸理疗及肌肉和跟腱锻炼、按摩可增强其伸缩功能。纠正垂足可穿高跟鞋、长筒靴或矫正鞋,踝关节挛缩严重者可手术松解或肌腱移植。勿过度劳累,注意保暖。

预防:应首先进行基因诊断,确定先证者的基因型,然后利用胎儿绒毛、羊水或脐带血,分析胎儿的基因型以建立产前诊断,终止妊娠。

八、预后

因病程进展缓慢,预后尚好。大多数患者发病后仍可存活数十年,对症处理可提高患者的生活质量。

第三节 遗传性共济失调

遗传性共济失调指一组以慢性进行性脑性共济失调为特征的遗传变性病。临床症状复杂,交错重叠,具有高度的遗传异质性,分类困难。

三大特征:①世代相接的遗传背景;②共济失调的临床表现;③小脑损害为主的病理改变。

部位:遗传性共济失调主要累及小脑及其传导纤维,并常累及脊髓后柱、锥体束、脑桥核、基底节、脑神经核、脊神经节及自主神经系统。

传统分类:根据主要受累部位分为脊髓型、脊髓小脑型和小脑型。

Harding(1993)提出根据发病年龄、临床特征、遗传方式和生化改变的分类方法已被广泛接受(表 5-2)。近年来,常染色体显性小脑共济失调(autosomal dominant cerebellar ataxia,ADCA)部分亚型的基因已被克隆和测序,弄清了致病基因三核苷酸如(CAG)的拷贝数逐代增加的突变是致病原因。因为ADCA的病理改变以小脑、脊髓和脑干变性为主,故又称为脊髓小脑性共济失调(spinocere-bellar ataxia,SCA),根据其临床特点和基因定位可分为 SCA1-21 种亚型。

表 5-2 **遗传性脊髓小脑性共济失调的分类、遗传方式及特点**

病名	遗传方式	染色体定位	三核苷酸重复	起病年龄/岁
早发性共济失调				
(20 岁前发病)				
常染色体隐性遗传				
Friedrech 共济失调	AR	9q	GAA(N<42,P=65~1 700)	13(婴儿~50)
腱反射存在的 Friedrech 共济失调				
Marinese-Sjögnen 综合征				
晚发性共济失调				
常染色体显性小脑性共济失调(ADCA)				
伴有眼肌麻痹或锥体外系特征,但无视网膜色素变性(ADCAI)				

续表

病名	遗传方式	染色体定位	三核苷酸重复	起病年龄/岁
SCA1	AD	6q	CAG(N<39,P≥40)	30(6~60)
SCA2	AD	12q	CAG(N=14~32,P≥35)	30(婴儿~67)
SCA3(MJD)	AD	14q	CAG(N<42,P≥61)	30(6~70)
SCA4	AD	16q		
SCA8	AD	13q	CTG(N=16~37,P>80)	39(18~65)
伴有眼肌麻痹或锥体外系特征和视网膜色素变性(ADCAⅡ)				
SCA7	AD	3q	CAG(N<36,P≥37)	30(婴儿~60)
纯 ADCA(ADCAⅢ)				
SCA5	AD	11cent		30(10~68)
SCA6	AD	19q	CAG(N<20,P=20~29)	48(24~75)
SCA10	AD	22q		35(15~45)
齿状核红核苍白球丘脑底核萎缩	AD	12q	CAG(N<36,P≥49)	30(儿童~70)
已知生化异常的共济失调				
维生素 E 缺乏共济失调				
低 β 蛋白血症				
线粒体脑肌病	母系遗传		线粒体 DNA 突变	
氨基酸尿症				
肝豆状核变性	AR	13q14	点突变	18(5~50)
植烷酸累积症(Refsum)				
共济失调毛细血管扩张症	AR	11q		

一、Friedreich 型共济失调

(一)概述

1.概念

Friedreich 型共济失调是小脑性共济失调的最常见特发性变性疾病,由 Friedreich(1863)首先报道。

2.发病特点

Friedreich 型共济失调为常染色体隐性遗传,男女均受累,人群患病率为 2/10 万,近亲结婚发病率高,可达 5.6%～28.0%。

3.临床特征

儿童期发病,肢体进行性共济失调,腱反射消失,Babinski 征阳性,伴有发音困难、锥体束征、深感觉异常、脊柱侧突、弓形足和心脏损害等。

(二)病因与发病机制

Friedreich 共济失调(FRDA)是由位于 9 号染色体长臂(9q13-12.1)frataxin 基因非编码区 GAA 三核苷酸重复序列异常扩增所致。95% 以上的患者有该基因第 18 号内含子 GAA 点异常扩增,正常人 GAA 重复 42 次以下,患者异常扩增(66～1 700 次)形成异常螺旋结构可抑制基因转录。Friedreich 共济失调的基因产物 frataxin 蛋白主要位于脊髓、骨骼肌、心脏及肝脏等细胞线粒体的内膜,其缺陷可导致线粒体功能障碍而发病。

(三)病理

肉眼脊髓变细,以胸段为著。镜下脊髓后索、脊髓小脑束和皮质脊髓束变性,后根神经节和 Clark 柱神经细胞丢失;周围神经脱髓鞘,胶质增生;脑干、小脑和大脑受累较轻;心脏因心肌肥厚而扩大。

(四)临床表现

1.发病年龄

通常 4～15 岁起病,偶见婴儿和 50 岁以后起病者。

2.主要症状

(1)进展性步态共济失调,步态不稳、步态蹒跚、左右摇晃及易于跌倒。

(2)2 年内出现双上肢共济失调,表现动作笨拙、取物不准和意向性震颤。

(3)早期阶段膝腱反射和踝反射消失,出现小脑性构音障碍或暴发性语言,双上肢反射及部分患者双膝腱反射可保存。

(4)双下肢关节位置觉和振动觉受损,轻触觉、痛温觉通常不受累。

(5)双下肢无力发生较晚,可为上或下运动神经元损害,或两者兼有。

(6)患者在出现症状前 5 年内通常出现伸性跖反射,足内侧肌无力和萎缩导致弓形足伴爪型趾。

3.体格检查

体格检查可见水平眼震,垂直性和旋转性眼震较少,双下肢肌无力,肌张力低,跟膝胫试验和闭目难立征阳性,下肢音叉振动觉和关节位置觉减退是早期体征;后期可有 Babinski 征、肌萎缩,偶有括约肌功能障碍。约 25%患者有视神经萎缩,50%有弓形足,75%有上胸段脊柱畸形,85%有心律失常、心脏杂音,10%~20%伴有糖尿病。

4.辅助检查

(1)骨骼 X 片:骨骼畸形。

(2)CT 或 MRI:脊髓变细,小脑和脑干受累较少。

(3)心电图:常有 T 波倒置、心律失常和传导阻滞。

(4)超声心动图:心室肥大、梗阻。

(5)视觉诱发电位:波幅下降。

(6)DNA 分析:FRDA 基因 18 号内含子 GAA>66 次重复。

(五)诊断及鉴别诊断

1.诊断

(1)儿童或少年期起病,逐渐从下肢向上肢发展的进行性共济失调,深感觉障碍,如下肢振动觉、位置觉消失和腱反射消失等。

(2)构音障碍,脊柱侧凸,弓形足,MRI 显示脊髓萎缩,心脏损害及 FRDA 基因 GAA 异常扩增。

2.鉴别诊断

不典型病例需与以下几种疾病鉴别。

(1)腓骨肌萎缩症:遗传性周围神经病,可出现弓形足。

(2)多发性硬化:缓解-复发病史和 CNS 多数病变的体征。

(3)维生素 E 缺乏:可引起共济失调,应查血清维生素 E 水平。

(4)共济失调-毛细血管扩张症:儿童期起病小脑性共济失调,特征性结合膜毛细血管扩张。

(六)治疗

无特效治疗,轻症给予支持疗法和功能锻炼,矫形手术如肌腱切断术可纠正足部畸形。较常见的死因为心肌病变。在出现症状 5 年内不能独立行走,10~20 年内卧床不起,平均患病期约为 25 年,平均死亡年龄约为 35 岁。

二、脊髓小脑性共济失调(spinocerebellar ataxia,SCA)

(一)概述

1.概念

脊髓小脑性共济失调是遗传性共济失调的主要类型,包括 SCA1-29。

2.特点

成年期发病,常染色体显性遗传和共济失调.并以连续数代中发病年龄提前和病情加重(遗传早现)为表现。

3.分类

Harding 根据有无眼肌麻痹、锥体外系症状及视网膜色素变性归纳为 3 组 10 个亚型,即 ADCA Ⅰ型、ADCA Ⅱ型和 ADCA Ⅲ型。这为临床患者及家系的基因诊断提供了线索,SCA 的发病与种族有关,SCA1-2 在意大利、英国多见,中国、德国和葡萄牙以 SCA3 最常见。

(二)病因与发病机制

常染色体显性遗传的脊髓小脑性共济失调具有遗传异质性,最具特征性的基因缺陷是扩增的 CAG 三核苷酸重复编码多聚谷氨酰胺通道,该通道在功能不明蛋白和神经末梢上发现的 P/Q 型钙通道 á1A 亚单位上;其他类型突变包括 CTG 三核苷酸(SCA8)和 ATTCT 五核苷酸(SCA10)重复序列扩增,这种扩增片断的大小与疾病严重性有关。

SCA 是由相应的基因外显子 CAG 拷贝数异常扩增产生多聚谷氨酰胺所致(SCA8 除外)。每一 SCA 亚型的基因位于不同的染色体,其基因大小及突变部位均不相同。

SCA 有共同的突变机制造成 SCA 各亚型的临床表现雷同。然而,SCA 各亚型的临床表现仍有差异,如有的伴有眼肌麻痹,有的伴有视网膜色素变性,提示除多聚谷氨酰胺毒性作用之外,还有其他因素参与发病。

(三)病理

SCA 共同的病理改变是小脑、脑干和脊髓变性和萎缩,但各亚型各有特点,如 SCA1 主要是小脑、脑干的神经元丢失,脊髓小脑束和后索受损,很少累及黑质、基底节及脊髓前角细胞;SCA2 以下橄榄核、脑桥和小脑损害为重;SCA3 主要损害脑桥和脊髓小脑束;SCA7 的特征是视网膜神经细胞变性。

(四)临床表现

SCA 是高度遗传异质性疾病,各亚型的症状相似,交替重叠。SCA 典型表现是遗传早现现象,表现为同一家系发病年龄逐代提前,症状逐代加重。

1.共同临床表现

(1)发病年龄:30～40岁,也有儿童期及70岁起病者。

(2)病程:隐袭起病,缓慢进展。

(3)主要症状:首发症状多为下肢共济失调,走路摇晃、突然跌倒;继而双手笨拙及意向性震颤,可见眼震、眼球慢扫视运动阳性、发音困难、痴呆和远端肌萎缩。

(4)体格检查:肌张力障碍、腱反射亢进、病理反射阳性、痉挛步态和震颤觉和本体感觉丧失。

(5)后期表现:起病后10～20年患者不能行走。

2.各亚型表现

除上述共同症状和体征外,各亚型各自的特点构成不同的疾病。

(1)SCA1的眼肌麻痹,尤其上视不能较突出。

(2)SCA2的上肢腱反射减弱或消失,眼球慢扫视运动较明显。

(3)SCA3的肌萎缩、面肌及舌肌纤颤、眼睑退缩形成凸眼。

(4)SCA5病情进展非常缓慢,症状也较轻。

(5)SCA6的早期大腿肌肉痉挛、下视震颤、复视和位置性眩晕。

(6)SCA7的视力减退或丧失,视网膜色素变性,心脏损害较突出。

(7)SCA8常有发音困难。

(8)SCA10的纯小脑征和癫痫发作。

(五)辅助检查

(1)CT或MRI:小脑和脑干萎缩,尤其是小脑萎缩明显,有时脑干萎缩。

(2)脑干诱发电位可异常,肌电图:周围神经损害。

(3)脑脊液:正常。

(4)确诊及区分亚型可用外周血白细胞进行PCR分析,检测相应基因CAG扩增情况,证明SCA的基因缺陷。

(六)诊断及鉴别诊断

1.诊断

根据典型的共性症状,结合MRI检查发现小脑、脑干萎缩,排除其他累及小脑和脑干的变性病即可确诊。虽然各亚型具有特征性症状,但临床上仅根据症状体征确诊为某一亚型仍不准确(SCA7除外),均应进行基因诊断,用PCR方法可准确判断其亚型及 CAG 扩增次数。

2.鉴别诊断

Friedreich 型共济失调与多发性硬化、CJD 及感染引起的共济失调鉴别。

(七)治疗

尚无特效治疗,对症治疗可缓解症状。

(1)药物治疗:左旋多巴可缓解强直等锥体外系症状;氯苯胺丁酸可减轻痉挛;金刚烷胺改善共济失调;毒扁豆碱或胞磷胆碱促进乙酰胆碱合成,减轻走路摇晃、眼球震颤等;共济失调伴肌阵挛首选氯硝西泮;试用神经营养药,如 ATP、辅酶 A、肌苷和 B 族维生素等。

(2)手术治疗:可行视丘毁损术。

(3)物理治疗、康复训练及功能锻炼可能有益。

第四节　多系统萎缩

多系统萎缩(multiple systematrophy,MSA)是一种少见的散发性、进行性的神经系统变性疾病。起病隐匿,症状多样,表现复杂。主要临床表现为锥体外系、小脑、自主神经和锥体系的损害,并可形成多种组合的临床表现。在生前有时难以与帕金森病或单纯性自主神经功能衰竭(pure autonomic failure,PAF)相鉴别。MSA 的概念于 1969 年首先提出,主要涵盖橄榄脑桥小脑萎缩(olivopontocerebellar atrophy,OPCA),Shy-Drager 综合征(Shy-Drager syndrome,SDS)和纹状体黑质变性(striatonigral degeneration,SND)3 种主要临床病理综合征。1989 年发现少突胶质细胞包涵体(glial cytoplasmic inclusions,GCIs)是 MSA 的共同标志,1998 年发现 GCIs 主要是由 α-突触核蛋白(α-synuclein)构成的,因此认定本病为一种有共同临床病理基础的单一疾病。

一、病因和病理

病因仍不明确。病理上发现中枢神经系统多部位进行性的神经元和少突胶质细胞的丢失。脊髓内中间外侧柱的节前细胞丧失,可引起直立性低血压、尿失禁和尿潴留。小脑皮层、脑桥核、下橄榄核的细胞丧失,可引起共济失调。壳核和苍白球的细胞丧失可致帕金森综合征表现。除细胞丧失外,还有严重的髓鞘变性和脱失。过去认为，灰质神经元破坏是导致 MSA 的原因，自从发现了 GCIs 以来，目前认为 MSA 更主要的是累及白质，GCIs 是原发病损还是继发的细胞损害标志仍不清楚。少突胶质细胞中存在大量的 GCIs 是 MSA 的标志之一，可用 Gallyas 银染识别，并且是泛素(ubiquitin)和 α-突触核蛋白染色阳性，可呈戒指状、火焰状和球形。电镜下，GCIs 由直径 20～30 nm 的纤维丝松散聚集，包绕细胞器。另外，部分神经元中也有泛素和 α-突触核蛋白染色阳性的包涵体。

二、临床表现

MSA 多于中年起病，男性多发，常以自主神经功能障碍首发。据报道，美国、英国和法国的发病率各为(1.9～4.9)/10 万、(0.9～8.4)/10 万、(0.8～2.7)/10 万，国内尚无人群的调查报告。MSA 进展较快，发病后平均存活 6～9 年。根据其临床表现，可归纳如下。

(一)自主神经功能障碍

MSA 患者半数以上以自主神经症状起病，最终 97％患者有此类症状。SDS 为主要表现者，直立性低血压是其主要临床表现，即站立 3 分钟内收缩压至少下降 2.7 kPa(20 mmHg)或舒张压至少下降 1.3 kPa(10 mmHg)，而心率不增加。患者主诉头晕、眼花、注意力不集中、疲乏、口齿不清、晕厥，严重者只能长期卧床。进食10～15 分钟后出现低血压也是表现之一，这是静脉容量改变和压力感受反射障碍所致。60％的 MSA 患者可同时有直立性低血压和平卧位高血压[＞25.3/14.7 kPa(190/110 mmHg)]。其他自主神经症状还有尿失禁和尿潴留，出汗减少、阳痿和射精困难，可有大便失禁。此类患者早期还常有声音嘶哑，睡眠鼾声、喘鸣。晚期患者常可出现周期性呼吸暂停。

(二)帕金森综合征

MSA 中 46％以帕金森综合征起病，最终 91％患者均有此类症状。运动迟缓和强直多见，震颤少见，但帕金森病特征性的搓丸样静止性震颤极少见。部分年轻患者早期对左旋多巴有效，多数患者对其无效。

(三)小脑功能障碍

5％患者以此为首发症状，但最终约有半数患者出现共济失调。主要表现为步态不稳、宽基步态、肢体的共济失调，以及共济失调性言语。

(四)其他

还有半数患者有锥体束受损表现，如腱反射亢进，巴宾斯基征阳性。神经源性和阻塞性的睡眠呼吸暂停也可发生。

MSA患者的临床表现多样,但仍有规律可循,可以按不同症状群进行区分。在临床上,以帕金森症状为主者称为MSA-P,以共济失调为主者称为MSA-C,以直立性低血压为主者可称为Shy-Drager综合征。不管何种类型,随疾病发展,各个系统均可累及,最终卧床不起,直至死亡。

三、辅助检查

MSA患者脑脊液检查正常。肌电图检查,特别是肛周和尿道括约肌的检查可见部分失神经支配。头颅MRI可见脑干、小脑有不同程度的萎缩,T_2加权序列可见脑桥出现"+"字征,以帕金森症样表现的MSA患者中,部分可见壳核外侧缘屏状核出现条状高信号。

四、诊断与鉴别诊断

根据缓慢起病,晕厥和直立性低血压、行动缓慢和步态不稳等表现,头颅MRI显示脑干小脑萎缩和脑桥"+"字征者,可考虑本病。但是应与脊髓小脑性共济失调、帕金森病、进行性核上性麻痹以及PAF等相鉴别。临床上,本病强直多、震颤少,对多巴反应差等,可与帕金森病相鉴别。MSA患者眼球运动上下视不受限,早期不摔倒,有明显的自主神经功能障碍等与进行性核上性麻痹相区别。MSA患者无明确家族史,中年后起病,常伴头昏、喘鸣等,可与脊髓小脑性共济失调相鉴别。MSA和PAF的鉴别主要依靠临床表现,即随病程延长是否出现中枢神经系统表现。PAF较为少见,不累及中枢神经系统,仅累及周围的交感和副交感神经,病情进展缓慢,预后较好。

五、治疗

MSA的病因不明确,其治疗只能是对症处理。对帕金森综合征可给予左旋多巴、多巴胺受体激动剂和抗胆碱能药,但效果不如帕金森病好。对于自主神经功能障碍以缓解症状和提高生活质量为目的。

(一)一般治疗

体位改变要慢,切忌突然坐起或站立。避免诱发血压降低,慎用影响血压药物。多采用交叉双腿、蹲位、压迫腹部、前倾等体位可能会预防直立性低血压的发作。穿束腹紧身裤和弹力袜能增加回心血量。在床上头部和躯干较腿部抬高$15°\sim20°$,这种体位可促进肾素释放和刺激压力感受器。增加水和盐分摄入。在进食后低血压者,可少食多餐,饭前喝水或咖啡。

(二)药物治疗

有多种药物可治疗直立性低血压,但没有一种是理想的。

(1)口服类固醇皮质激素氟氢可的松,0.1～0.4 mg/d,可增加水、钠潴留,升高血容量和血压,但应避免过度,防止心力衰竭。对平卧位高血压,要慎用。

(2)米多君(midodrine)是选择性 α 受体激动剂,每次 2.5 mg,2 次/天开始,逐步增加至10 mg,2～3 次/天。

(3)促红细胞生成素 25～50 U/kg 体重,皮下注射,3 次/周,防治贫血,增加红细胞容积,使收缩压升高。

(4)其他如去氨加压素、麻黄碱和吲哚美辛等效果有限。

(5)对平卧位高血压,应选用短效钙离子通道拮抗剂、硝酸酯类或可乐定等。应避免平躺时喝水、穿弹力袜,头高位多可避免平卧位高血压。

(6)对排尿功能障碍和性功能障碍,可作相应处理。有睡眠呼吸暂停者,可用夜间正压通气。对吸气性喘鸣可能需行气管切开。

第五节　运动神经元病

运动神经元病(motor neuron disease,MND),是一组主要侵犯上、下运动神经元的慢性变性疾病。病变范围包括脊髓前角细胞、脑干运动神经元、大脑皮质锥体细胞以及皮质脊髓束、皮质核束(皮质延髓束)。临床表现为下运动神经元损害所引起的肌萎缩、肢体无力和上运动神经元损害的体征,其中以上、下运动神经元合并受损者为最常见,一般无感觉缺损。这类患者俗称"渐冻人",大多数患者发生于 30～50 岁,90％～95％的患者为散发性,5％～10％为家族性,通常呈常染色体显性遗传。年患病率0.13/10 万～1.4/10 万,男女患病率之比为(1.2～2.5)：1。起病隐袭,进展缓慢。患者常常伴有并发症。

MND 在世界各地的发病率无多大差别,但是在关岛和日本纪伊半岛例外,当地 MND 的发病率高。MND 的病死率为 0.7/10 万～1/10 万。种族、居住环境和纬度与发病无关。

一、病因

本病病因至今尚未明了,为此提出了多种可能的病因学说,涉及病毒感染、环境因素、免疫因素、兴奋性氨基酸（EAA）学说、凋亡学说及遗传因素等，但均未被证实。

（一）病毒感染学说

很早就提出慢病毒感染学说，但由于始终无确切证据证明肌萎缩侧索硬化（ALS）患者神经系统内存在慢病毒而几乎被放弃，1985 年后该理论再度被提出。脊髓灰质炎病毒对运动神经元有特殊的选择性，似提示 ALS 可能是一种非典型的脊髓灰质炎病毒感染所致，但至今尚无从患者脑脊髓组织及脑脊液中分离出脊髓灰质炎病毒包涵体的报道。亦有提出，人类免疫缺陷病毒（HIV）可能损害脊髓运动神经元及周围神经引起运动神经元病。在动物试验中，应用 ALS 患者脑脊液组织接种至灵长类动物，经长期观察，未能复制出人类 ALS 的病理改变，未能证明 ALS 是慢病毒感染所致。

（二）环境学说

某些金属，如铅、铝和铜等，对神经元有一定的毒性。在某些 ALS 的高发地区，水及土壤中的铅含量增高。以铅等金属进行动物中毒试验，发现这些动物可出现类似人类 ALS 的临床及病理改变，只是除有运动神经元损害外，尚有感觉神经等的损害。此外，在有铜/锌超氧化物歧化酶（Cu/Zn-SOD 即 SOD-1）基因突变的家族性 ALS（FALS）患者中，由于 SOD 酶的稳定性下降，体内可能产生过多的 Cu 和 Zn，这些贮积的金属成分可能对神经元有毒性作用。而总的来说，目前尚无足够的证据说明人类 ALS 是由这些金属中毒所致的。

（三）免疫学说

ALS 患者血及脑脊液中免疫球蛋白的异常增高，使人们注意到 ALS 与免疫异常间的关系。Duarte 等还发现，患者血清单克隆免疫球蛋白较正常人明显升高。Zavalishin 等也证实，ALS 患者的血清及脑脊液中有抗神经元结构成分的抗体存在，且脑脊液中的含量高于血清。目前，研究较多的是 ALS 与抗神经节苷脂抗体间的关系，神经节苷脂为嗜酸性糖脂，是神经细胞的一种成分，对神经元的新陈代谢和电活性起调节作用。据报道，10％～15％ALS 患者存在有此抗体，这些患者多为下运动神经元受损明显的患者，且研究显示，此抗体滴度似乎与病情严重程度有关，但不能证实 ALS 与抗体的因果关系。

新近还发现，ALS 患者血清中尚有抗钙通道抗体存在。Smith 等在动物试验中发现，75％ALS 患者血清 IgG 能与兔 L-型通道蛋白起抗原抗体反应，其强度与 ALS 病程进程呈正相关。Kimura 等也发现，ALS 患者 IgG 能特异性地与电压依赖性钙通道亚单位结合。以上试验都证实了 ALS 患者血清中存在抗电压依赖性钙通道的抗体,此抗体不仅能影响电压依赖性钙通道,还能改变激动药依赖性钙通道及钙依赖性神经递质的释放。

在细胞免疫方面,亦有报道 ALS 患者 CD3、CD8 及 CD4/CD8 比例异常,但对此方面尚无统一的结论。

(四)兴奋性氨基酸(EAA)学说

兴奋性氨基酸包括谷氨酸、天冬氨酸及其衍生物红藻氨酸(KA)、使君子氨酸(QA)、鹅膏氨酸(IA)和 N-甲基 D-天冬氨酸(NMDA)。兴奋性氨基酸的兴奋毒性可能参与 ALS 的发病。谷氨酸与 NMDA 受体结合可致钙内流,激活一系列蛋白酶和蛋白激酶,使蛋白质的分解和自由基的生成增加,脂质过氧化过程加强,神经元自行溶解。此外,过量钙还可激活核内切酶,使 DNA 裂解及核崩解。ALS 的病变主要局限在运动神经系统可能与谷氨酸的摄取系统有关。

(五)细胞凋亡学说

Tews 等在 ALS 患者肌肉组织中发现了大量 DNA 片段,大量凋亡促进因子 Bax、ICE 及抗凋亡因子 Bcl-2 的表达,推断程序性细胞死亡在 MND 发病机制中起重要作用,并为以后抗凋亡治疗提供了理论依据。

(六)遗传学说

Siddiqe 等以微卫星 DNA 标记对 6 个 FALS 家系进行遗传连锁分析,将 FALS 基因定位于 21 号染色体长臂。已确认,此区主要包括了 SOD-1、谷氨酸受体亚单位 GluR5、甘氨酰胺核苷酸合成酶和甘氨酰胺核苷酸甲酰转移酶四种催化酶基因,现今认为 FALS 的发病与 SOD-1 基因突变关系密切,20%～50% FALS 是由于 SOD-1 基因突变所致。迄今为止,已经发现 5 种遗传方式、139 种突变类型;其中,大多数是错义突变,少数是无义、插入和缺失突变。非神经元(包括小胶质细胞)的突变在 ALS 中的作用越来越受到重视。

SOD-1 基因突变所致的细胞毒性作用,可能与 SOD-1 酶不稳定性有关,此可加速体内毒性物质的聚积,并可能产生对神经细胞的高亲和力,从而加重对神经细胞的损害。但尚不足以解释运动神经元损害以及中年后发病等现象。有人提出,SOD-1 基因突变致基因产物的结构改变,使之产生新的蛋白功能,即所谓的"功能的获得"理论,但对这种具有"新"功能的蛋白质的作用尚有待进一步研究。

另外,近年来对神经微丝与 ALS 发病间的研究正逐渐受到重视。Hirano 等曾指出，无论是散发性或家族性 ALS 的神经元胞体及轴索内均有神经微丝的蓄积。Lee 等动物试验表明，神经微丝轻链基因点突变时，可复制出人类 ALS 的临床病理特征。众所周知，运动神经元较一级神经元大，且轴突极长，所以此细胞内的细胞骨架蛋白对维持运动神经元的正常生存较重要，此骨架蛋白功能异常，似可致运动神经元易损性增加。

Jemeen Sreedharan 及其在英国和澳大利亚的同僚，对英国的一个遗传性 ALS 的大家族进行了分析。他们在一个叫作 TAR DNA binding protein（TDP-43）的基因中发现了一种变异，而该变异看来与该疾病有关。研究人员在受 ALS 影响的神经元中发现了团簇状泛素化包涵体，其主要成分就是 TDP-43 蛋白，这些结果进一步加强了 TDP-43 与该疾病之间的关联性。研究显示，TDP-43 蛋白的生长不仅是这种基因导致的有害不良反应，而且可能是造成运动神经元最终死亡的原因。

综上所述，虽然 ALS 的病因有多种学说，但任何一种都不能很好地解释 ALS 的发病特点，可能是几种因素的综合作用，亦不能排除还有其他作用因素的存在。新近研究揭示出 SOD-1、TDP-43 基因突变与 FALS 间的联系最具振奋性，为最终揭示 ALS 病因提供了线索。

二、病理

脊髓前角和脑干神经运动核的神经细胞明显减少和变性，脊髓中以颈、腰膨大受损最重，延髓部位的舌下神经核和疑核也易受波及，大脑皮质运动区的巨大锥体细胞即 Betz 细胞也可有类似改变，但一般较轻。大脑皮质脊髓束和大脑皮质脑干束髓鞘脱失和变性。脊神经前根萎缩、变性。应用脂肪染色可追踪至脑干和内囊后肢甚至辐射冠，并可见髓鞘退变后反应性巨噬细胞的集结。动眼神经核很少被累及。肌肉表现出神经源性萎缩的典型表现。在亚急性与慢性病例中可看到肌肉内有神经纤维的萌芽，可能是神经再生的证据。

三、临床表现

根据病变部位和临床症状，可分为下运动神经元型（包括进行性脊肌萎缩症和进行性延髓麻痹），上运动神经元型（原发性侧索硬化症）和混合型（肌萎缩侧索硬化症）3 型。关于它们之间的关系尚未完全清楚，部分患者乃系这一单元疾病在不同发展阶段的表现，如早期只表现为肌萎缩以后才出现锥体束症状而呈现为典型的肌萎缩侧索硬化，但也有的患者病程中只有肌萎缩，极少数患者则在病程中只表现为缓慢进展的锥体束损害症状。

（一）肌萎缩侧索硬化症（amyotrophic lateral sclerosis，ALS）

本病起病隐袭，缓慢进展，临床表现为进行性发展的上、下肢肌萎缩、无力、锥体束损害以及延髓性麻痹，一般无感觉缺损。大多数患者发生于 30～50 岁，男性较女性发病率高 2～3 倍。多从一侧肢体开始，继而发展为双侧。首发症状为手指活动不灵，精细操作不准确，握力减退，继而手部肌肉萎缩，表现为"爪形手"，然后向前臂、上臂和肩胛带肌发展，肌萎缩加重，肢体无力，直至瘫痪。肌萎缩区肌肉跳动感，与此同时患肢的腱反射亢进，并出现病理反射。上肢受累后不久或同时出现下肢症状，两下肢多同时发病，肌萎缩一般不明显，但腱反射亢进与病理反射较显著，即下肢主要表现为上运动神经元受累的特征。感觉系统客观检查无异常，患者主观有麻木、发凉感。随着病程延长，无力症状扩展到躯干及颈部，最后累及面部及延髓支配肌肉，表现延髓麻痹的临床表现。至疾病晚期，双侧胸锁乳突肌萎缩，患者无力转颈和抬头，多数病例还出现皮质延髓束、皮质脑桥束受累的脑干上运动神经元损害症状，如下颌反射，吸吮反射等亢进。病初一般无膀胱括约肌功能障碍，后期可出现排尿功能异常。呼吸肌受累，导致呼吸困难、胸闷和咳嗽无力，患者多死于肺部感染。

少数不典型病例的首发症状，可从下肢远端开始，以后累及上肢和躯干肌。关岛的 Chamorro 族及日本纪伊半岛当地人群的肌萎缩侧索硬化常合并帕金森病和痴呆，称帕金森痴呆和肌萎缩侧索硬化复合征。

（二）进行性脊肌萎缩症（progressive spinal muscular atrophy）

运动神经元变性仅限于脊髓前角细胞，而不累及上运动神经元，表现为下运动神经元损害的症状和体征。发病年龄在 20～50 岁，男性较多，隐袭起病，缓慢进展，50 岁以后发病极少见。临床主要表现为上肢远端的肌肉萎缩和无力，严重者出现爪形手。再发展至前臂、上臂和肩部肌群的肌萎缩。肌萎缩区可见肌束震颤。肌张力低、腱反射减弱或消失，感觉正常，锥体束阴性。首发于下肢者少见，本病预后较肌萎缩侧索硬化症好。

（三）原发性侧索硬化

本病仅限于上运动神经元变性而不累及下运动神经元。本病少见，男性居多。临床表现为锥体束受损。病变多侵犯下胸段，主要表现为缓慢进行性痉挛性截瘫或四肢瘫，双下肢或四肢无力，肌张力高，呈剪刀步态，腱反射亢进，病理征阳性，无感觉障碍。上肢症状出现晚，一般不波及颈髓和骶髓，故无膀胱直肠功能障碍。

(四)进行性延髓麻痹(progressive bulbar paralysis)

本病多发病于老年前期,仅表现为延髓支配的下运动神经元受累,大多数患者迟早会发展为肌萎缩侧索硬化症。临床特征表现为构音不良、声音嘶哑、鼻音、饮水呛咳、吞咽困难及流涎等。检查时可见软腭活动和咽喉肌无力,咽反射消失,舌肌明显萎缩,舌肌束颤似蚯蚓蠕动。下部面肌受累可表现为表情淡漠、呆板。如果双侧皮质延髓束受累时,可出现假性延髓性麻痹症状群。本病发展迅速,通常在1~2年,因呼吸肌麻痹或继发肺部感染而死亡。

四、诊断和鉴别诊断

根据发病缓慢隐袭,逐渐进展加重,具有双侧基本对称的上或下、或上下运动神经元混合损害症状,而无客观感觉障碍等临床特征,肌电图呈神经源性损害表现,肌肉活检为失神经性肌萎缩的典型病理改变,并排除了有关疾病后,一般诊断并不困难。

本病脑脊液的压力、成分和动力学检查均属正常,少数患者蛋白量可有轻度增高。虽有肌萎缩但血清酶学检查(磷酸肌酸激酶、乳酸脱氢酶等)多为正常。部分 MND 患者 CSF 及血中谷氨酸盐水平升高,这可能是由于谷氨酸盐转运异常所致。这一发现有助于临床对抗谷氨酸盐治疗效果的评价。脑脊液中神经递质相关因子如乙酰胆碱合成酶降低,细胞色素 c 降低,谷氨酸转氨酶降低,而胶原纤维酸性蛋白(GFAP)片段升高。这些生化改变往往先于临床症状而出现。

患肌的肌电图(EMG)可见纤颤、正尖和束颤等自发电位,运动单位电位的时限宽、波幅高和可见巨大电位,重收缩时运动单位电位的募集明显减少。肌电图检查时应多选择几块肌肉包括肌萎缩不明显的肌肉进行检测,胸锁乳突肌、胸段脊肌和舌肌 EMG 对诊断非常重要。腹直肌 EMG 检查本病胸段脊髓的临床下运动神经元损害,可提高临床早期诊断率。建立三叉神经颈反射(TCR)检测方法并用于检测 ALS 最早累及的上颈段及延髓区脑干的临床下运动神经元损害,可提高亚临床的检出率。应用运动单位计数的方法和技术对 ALS 病情变化进行动态评估和研究,可客观监测疾病发展的自然过程,定量评估病情进展与治疗的效果。应用单纤维 EMG 技术对早期 ALS 与颈椎病进行鉴别。

脊髓磁共振检查可显示脊髓萎缩。应用弥散张力磁共振显像(difusion tensor imaging,DTI)技术能早期发现 ALS 上运动神经元损害。

五、主要诊断依据

(1)中年后发病,进行性加重。

（2）表现为上、下运动神经元损害的症状和体征。

（3）无感觉障碍。

（4）脑脊液检查无异常。

（5）肌电图呈神经源性损害表现。神经传导速度往往正常。

（6）肌肉活检为失神经性肌萎缩的典型病理改变。

（7）已排除颈椎病、颈髓肿瘤、脊髓空洞症和脑干肿瘤等。

六、诊断标准

1998 年，Rowland 提出以下诊断标准。

(一)ALS 必须具备的条件

（1）20 岁以后起病。

（2）进展性，无明显的缓解期和平台期。

（3）所有患者均有肌萎缩和肌无力，多数有束颤。

（4）肌电图示广泛失神经。

(二)支持脊髓性肌萎缩(SMA)的条件

（1）上述的下运动神经元体征。

（2）腱反射消失。

（3）无 Hoffmann 和 Babinski 征。

（4）神经传导速度正常。

(三)支持 ALS 的条件

（1）具备支持脊髓性肌萎缩诊断的下运动神经元体征。

（2）必须有 Hoffmann 或 Babinski 征阳性或有膝、踝震挛。

（3）可有假性延髓性麻痹和情感不稳定或强哭强笑(emotional lability)。

（4）多为消瘦体型。

(四)有可疑上运动神经元体征的 ALS(即 ALS-PUMNS)

（1）上述下运动神经元受累体征。

（2）肢体有肌无力和肌萎缩但腱反射保留，有肌肉抽动。

（3）无 Hoffmann 或 Babinski 征或膝、踝震挛。

(五)原发性侧索硬化的诊断标准

（1）必要条件：①成年起病；②无卒中史或支持多发性硬化的缓解复发病史；③家族中无类似病史；④痉挛性截瘫；⑤下肢腱反射亢进；⑥Babinski 征阳性或

有踝震挛;⑦无局限性肌无力、肌萎缩及肢体或舌肌束颤;⑧无持续性的感觉异常或肯定的感觉缺失;⑨无痴呆;⑩肌电图无失神经的证据。

（2）符合和支持诊断的条件:①假性延髓性麻痹（吞咽困难、构音障碍）;②上肢的上运动神经元体征（手活动不灵活、轮替动作缓慢笨拙、双臂腱反射活跃、Hoffmann 征阳性）;③痉挛性膀胱症状;④MRI 示运动皮质萎缩及皮质脊髓束高信号;⑤磁共振光谱（magnetic resonance spectroscope,MRS）有皮质乙酰天门冬氨酸缺失的证据;⑥运动皮质磁刺激示中枢运动传导损害。

（3）诊断原发性侧索硬化还应注意排除下列疾病:①MRI 排除多发性硬化、后脑畸形、枕骨大孔区压迫性损害、颈椎病性脊髓病、脊髓空洞和多发性脑梗死;②血液检查排除维生素 B_{12} 缺乏、HTLV-1（human T lymphocyte leukemia virus）、肾上腺脑白质营养不良、Lyme 病、梅毒和副蛋白血症;③脑脊液检查排除多发性硬化、HTLV-1 感染和神经梅毒。原发性侧索硬化的临床为排除性诊断,确诊要靠尸体解剖。

七、鉴别诊断

(一)颈椎病

颈椎病为中老年人普遍存在的脊椎退行性变,当引起上肢肌萎缩,伴下肢痉挛性肌力弱,且无感觉障碍时,与运动神经元病表现相似,有时鉴别甚为困难。但颈椎病病程十分缓慢,再根据颈椎 X 射线片或颈椎 CT 扫描或脊髓 MRI 上的阳性发现,并与临床症状仔细对比分析,可做出正确判断。

(二)颅颈区畸形

颅底凹陷症等颅颈区畸形,可引起后 4 对脑神经损害,上肢肌萎缩,下肢痉挛性瘫痪,但多早年起病,病程缓慢,常有颈项短、小脑损害症状及感觉障碍,X 射线片有相应阳性发现,可做鉴别。

(三)脊髓和枕骨大孔附近肿瘤

颈髓肿瘤可引起一侧或两侧上肢肌萎缩伴痉挛性截瘫,后者还有后 4 对脑神经损害症状,但肿瘤有神经根性刺激症状和感觉障碍,膀胱排尿功能障碍常见,双侧症状往往不对称,脑脊液蛋白增高,可有椎管梗阻表现,脊髓造影和磁共振检查可提供较确切诊断依据。

(四)脊髓蛛网膜炎

颈髓蛛网膜炎也可引起上肢肌萎缩和下肢痉挛性瘫痪,但多呈亚急性起病,病情常有反复,双侧症状不对称,感觉障碍弥散而零乱,脑脊液常有异常。

(五)继发于其他疾病的肌萎缩侧索硬化症状群

如某些代谢障碍(低血糖等)、中毒(汞中毒等),以及恶性肿瘤有时也可引起类似肌萎缩侧索硬化症的临床表现;此时,须注意查找原发疾病。

八、治疗

(一)处理原则

MND 作为一种神经系统慢性致死性变性疾病,目前尚无将其治愈的方法。在考虑 MND 治疗的具体方案时,可参考 1999 年美国神经病学会发布的运动神经元病处理原则。

(1)要高度重视患者自身的决定和自主性,要充分考虑患者及其家属的社会文化心理背景。

(2)给予患者及其家属充分的信息和时间以便做出对各种处理方案的选择,而且这些选择会随病情变化而改变。

(3)医务人员应给予患者连续和完整的医疗和护理。

(二)主要治疗方法

当前的主要治疗包括病因治疗、对症治疗和多种非药物的支持治疗。现阶段治疗研究的发展方向包括神经保护药、抗兴奋毒性药物、神经营养因子、抗氧化和自由基清除剂、干细胞和基因治疗等方面。

(1)维生素 E 和 B 族维生素口服。

(2)三磷腺苷(ATP)100 mg,肌内注射,每天 1 次;辅酶 I 100 U,肌内注射,每天 1 次;胞磷胆碱250 mg,肌内注射,每天 1 次,可间歇应用。

(3)针对肌肉痉挛可用地西泮 2.5～5.0 mg,口服,每天 2～3 次;巴氯芬(baclofen)50～100 mg/d,分次服。

(4)利鲁唑(力如太):能延长 MND 患者的存活期,但不能推迟发病时间。它通过 3 种机制发挥抑制作用,即抑制兴奋性氨基酸的释放、抑制兴奋性氨基酸受体受刺激后的反应及维持电压门控钠离子通道的非活动状态。用药方法为 50 mg,每天 2 次,口服,疗程为 1.0～1.5 年。该药耐受性好,常见不良反应有恶心、乏力和丙氨转氨酶升高。

(5)患肢按摩,被动活动。

(6)吞咽困难者,以鼻饲维持营养和水分的摄入。

(7)呼吸肌麻痹者,以呼吸机辅助呼吸。

(8)防治肺部感染。

(9)干细胞移植:干细胞作为一种具有较强自我更新能力和多向分化潜能的细胞,近年来在神经系统疾病治疗方面引起了医学界的普遍关注。研究发现,把神经干细胞直接移植到成年鼠脊髓损伤部位,可明显减轻脊髓损伤所导致的神经功能缺损。但治疗 MND 是否有效,仍处于试验阶段。

(10)神经营养因子:常用的神经生长因子有碱性成纤维细胞生长因子(bFGF)。bFGF 是一种广谱的神经元保护剂,动物试验表明它可以延缓 MND 的进程,防止肌肉萎缩和运动神经元变性。其他还有胰岛样生长因子-1(IGF-1)、睫状神经营养因子(CNTF)、脑源性神经营养因子(BDNF)、胶质细胞源性神经营养因子(GDNF)、非肽类神经营养因子和神经营养因子-3(NT-3)等。由于神经营养因子的半衰期短,体内生物利用度低,降解快,故应用到人体还受很多因素的限制。

(11)基因工程治疗:特异高产的生长因子基因可以通过肌内注射重组腺病毒转染而到达运动神经元,然后经轴突逆向传输至神经元胞体,并通过注射肌肉的选择来决定基因转至脊髓的特定部位。此方法在动物试验中已取得成功。

(12)过氧化物歧化酶(SOD):磷脂酰胆碱铜/锌过氧化物歧化酶(PC-SOD)通过清除自由基,而达到延缓 MND 的进程,防止肌肉萎缩和运动神经元变性的作用。

(13)神经一氧化氮合酶抑制药:MND 患者 CNS 中一氧化氮含量增高,SOD 活性下降,因此神经一氧化氮合酶抑制药能推迟发病时间及延缓脊髓运动神经元变性。

(14)免疫治疗:IVIG(静脉注射免疫球蛋白)治疗抗 GM1 抗体阳性的运动神经元综合征。IVIG 含有抗 GM1 独特型抗体,能阻止抗 GM1 与相应抗原的结合,从而达到治疗目的。但也有报道认为其作用机制与此无关。

(15)免疫抑制药治疗:MND 存在免疫功能异常,有自身抗体存在,属于一种自身免疫性疾病,故免疫抑制药治疗理论上有效,实践中效果并不令人满意。IL-6 及可溶性 IL-6 受体复合物,可激发信号传导成分 gp130 形成同源二聚体,具有神经保护作用。

(16)其他治疗:钙离子通道拮抗药、中医中药、莨菪类药物(主要作用机制是改善患者的脊髓微循环,国内有报道此疗法效果尚可,但重复性并不理想)、变构蛇神经毒素、拟促甲状腺释放激素 JT-2942 等均可治疗 MND。

九、病程及预后

本病为一进行性疾病,但不同类型的患者病程有所不同,即使同一类型患者其进展快慢亦有差异。肌萎缩侧索硬化症平均病程 3 年左右,进展快的甚至起病后 1 年内即可死亡,进展慢的病程有时可达 10 年以上。成人型脊肌萎缩症一般发展较慢,病程长达 10 年以上。原发性侧索硬化症临床罕见,一般发展较为缓慢。死亡多因延髓性麻痹、呼吸肌麻痹、合并肺部感染或全身衰竭所致。

第六章

运动障碍性疾病

第一节 帕金森病

帕金森病(Parkinson disease,PD)也称为震颤麻痹(paralysis agitans,shaking palsy),是一种常见的神经系统变性疾病,临床上特征性表现为静止性震颤、运动迟缓、肌强直及姿势步态异常。病理特征是黑质多巴胺能神经元变性缺失和路易(Lewy)小体形成。

一、研究史

本病的研究已有 190 多年的历史。1817 年,英国医师 James Parkinson 发表了经典之作《震颤麻痹的论述》(*An Essay on the Shaking Palsy*),报告了 6 例患者,首次提出震颤麻痹一词。在此之前也有零散资料介绍过多种类型瘫痪性震颤疾病,但未确切描述过 PD 的特点。中国医学对本病早已有过具体描述,但由于传播上的障碍,未被世人所知。在 Parkinson 之后,Marshall Hall 在《神经系统讲座》一书中报道一例患病 28 年的偏侧 PD 患者尸检结果,提出病变位于四叠体区。随后 Trousseau 描述了被 Parkinson 忽视的体征肌强直,还发现随疾病进展可出现智能障碍、记忆力下降和思维迟缓等。Charcot(1877)详细描述 PD 患者的语言障碍、步态改变及智力受损等特点。Lewy(1913)发现 PD 患者黑质细胞有奇特的内含物,后称为 Lewy 体,认为是 PD 的重要病理特征。

瑞典 Arvid Carlsson(1958)确定兔脑内含有 DA,而且纹状体内 DA 占脑内 70%,提出 DA 是脑内独立存在的神经递质。他因发现 DA 信号转导在运动控制中作用,成为 2000 年诺贝尔生理学或医学奖的得主之一。奥地利 Hornykiewicz (1963)发现 6 例 PD 患者纹状体和黑质部 DA 含量显著减少,认为 PD 可能由于

DA 缺乏所致,推动了抗帕金森病药物左旋多巴(L-dopa)的研制。Cotzias 等(1967)首次用 L-dopa 口服治疗本病获得良好疗效。Birkmayer 和 Cotzia(1969)又分别将苄丝肼和卡比多巴与左旋多巴合用治疗 PD,使左旋多巴用量减少 90%,不良反应明显减轻。到 1975 年 Sinemet 和 Madopar 两种左旋多巴复方制剂上市,逐渐取代了左旋多巴,成为当今治疗 PD 最有效的药物之一。

Davis 等(1979)发现,注射非法合成的麻醉药品能产生持久性帕金森病。美国 Langston 等(1983)证明化学物质 1-甲基-4-苯基-1,2,3,6-四氢吡啶(MPTP)引起的 PD。1996 年,意大利 PD 大家系研究发现致病基因 α-突触核蛋白(α-synuclein,α-SYN)突变,20 世纪 90 年代末美国和德国两个研究组先后报道 α-SYN 基因 2 个点突变(A53T,A30P)与某些家族性常染色体显性遗传 PD(ADPD)连锁,推动了遗传、环境因素、氧化应激等与 PD 发病机制的相关性研究。

二、流行病学

世界各国 PD 的流行病学资料表明,从年龄分布上看,大部分国家帕金森患者群发病率及患病率随年龄增长而增加,50 岁以上约为 500/100 000,60 岁以上约为 1 000/100 000;白种人发病率高于黄种人,黄种人高于黑种人。

我国进行的 PD 流行病学研究,选择北京、西安及上海 3 个相隔甚远的地区,在 79 个乡村和 58 个城镇,通过分层、多级、群体抽样选择 29 454 个年龄≥55 岁的老年人样本,应用横断层面模式进行帕金森病患病率调查。依据标准化的诊断方案,确认 277 人罹患 PD,显示 65 岁或以上的老人 PD 患病率为 1.7%,估计中国年龄在 55 岁或以上的老年人中约有 170 万人患有帕金森病。这一研究提示,中国 PD 患病率相当于发达国家的水平,修正了中国是世界上 PD 患病率最低的国家的结论。预计随着我国人口的老龄化,未来我国正面临着大量的 PD 病例,将承受更大的 PD 负担。

三、病因与发病机制

特发性帕金森病的病因未明。研究显示,农业环境如杀虫剂和除草剂使用,以及遗传因素等是 PD 较确定的危险因素。居住农村或橡胶厂附近、饮用井水、从事田间劳动、在工业化学品厂工作等也可能是危险因素。吸烟与 PD 发病间存在负相关,被认为是保护因素,但吸烟有众多危害性,不能因 PD 的"保护因素"而提倡吸烟。饮茶和喝咖啡者患病率也较低。

本病的发病机制复杂,可能与下列因素有关。

(一)环境因素

例如,20世纪80年代初美国加州一些吸毒者因误用MPTP,出现酷似原发性PD的某些病理变化、生化改变、症状和药物治疗反应,给猴注射MPTP也出现相似效应。鱼藤酮为脂溶性,可穿过血-脑屏障,研究表明鱼藤酮可抑制线粒体复合体Ⅰ活性,导致大量氧自由基和凋亡诱导因子产生,使DA能神经元变性。与MPP^+结构相似的百草枯(paraquat)及其他吡啶类化合物,也被证明与帕金森病发病相关。利用MPTP和鱼藤酮制作的动物模型已成为帕金森病试验研究的有效工具。锰剂和铁剂等也被报道参与了帕金森病的发病。

(二)遗传因素

流行病学资料显示,10%～15%的PD患者有家族史,呈不完全外显的常染色体显性或隐性遗传,其余为散发性PD。目前已定位13个PD的基因位点,分别被命名为PARK 1-13,其中9个致病基因已被克隆。

1.常染色体显性遗传性帕金森病致病基因

常染色体显性遗传性帕金森病致病基因包括α-突触核蛋白基因(PARK 1/PARK 4)、UCH-L1基因(PARK 5)、LRRK 2基因(PARK 8)、GIGYF 2基因(PARK 11)和HTRA 2/Omi基因(PARK 13)。

(1)α-突触核蛋白(PARK 1)基因定位于4号染色体长臂4q21～23,α-突触核蛋白可能增高DA能神经细胞对神经毒素的敏感性,α-突触核蛋白基因A la 53 Thr和A la 39 Pro突变导致α-突触核蛋白异常沉积,最终形成路易小体。

(2)富亮氨酸重复序列激酶2(LRRK 2)基因(PARK 8),是目前为止帕金森病患者中突变频率最高的常染色体显性帕金森病致病基因,与晚发性帕金森病相关。

(3)HTRA 2也与晚发性PD相关。

(4)泛素蛋白C末端羟化酶-L1(UCH-L1)为PARK 5基因突变,定位于4号染色体短臂4p14。

2.常染色体隐性遗传性帕金森病致病基因

常染色体隐性遗传性帕金森病致病基因包括Parkin基因(PARK 2)、PINK 1基因(PARK 6)、DJ-1基因(PARK 7)和ATP 13A 2基因(PARK 9)。

(1)Parkin基因定位于6号染色体长臂6q25.2～27,基因突变常导致Parkin蛋白功能障碍,酶活性减弱或消失,造成细胞内异常蛋白质沉积,最终导致DA能神经元变性。Parkin基因突变是早发性常染色体隐性家族性帕金森病的主要病因之一。

（2）ATP13A2基因突变在亚洲人群中较为多见，与常染色体隐性遗传性早发性帕金森病相关，该基因定位在1号染色体，包含29个编码外显子，编码1 180个氨基酸的蛋白质，属于三磷腺苷酶的P型超家族，主要利用水解三磷腺苷释能驱动物质跨膜转运，ATPl3A2蛋白的降解途径主要有2个：溶酶体通路和蛋白酶体通路。蛋白酶体通路的功能障碍是导致神经退行性病变的因素之一，蛋白酶体通路E3连接酶Parkin蛋白的突变可以导致PD的发生。

（3）PINK1基因最早在3个欧洲帕金森病家系中发现，该基因突变分布广泛，在北美、亚洲及中国台湾地区均有报道，该基因与线粒体的融合、分裂密切相关，且与Parkin、DJ-1和Htra2等帕金森病致病基因间存在相互作用，提示其在帕金森病发病机制中发挥重要作用。

（4）DJ-1蛋白是氢过氧化物反应蛋白，参与机体氧化应激。DJ-1基因突变后DJ-1蛋白功能受损，增加氧化应激反应对神经元的损害。DJ-1基因突变与散发性早发性帕金森病的发病有关。

3.细胞色素P4502D6基因和某些线粒体DNA突变

细胞色素P4502D6基因和某些线粒体DNA突变可能是PD发病易感因素之一，可能使P450酶活性下降，使肝脏解毒功能受损，易造成MPTP等毒素对黑质纹状体损害。

（三）氧化应激与线粒体功能缺陷

氧化应激是PD发病机制的研究热点。自由基可使不饱和脂肪酸发生脂质过氧化（LPO），后者可氧化损伤蛋白质和DNA，导致细胞变性死亡。PD患者由于B型单胺氧化酶（MAO-B）活性增高，可产生过量OH·，破坏细胞膜。在氧化的同时，黑质细胞内DA氧化产物聚合形成神经黑色素，与铁结合产生Fenton反应可形成OH·。在正常情况下细胞内有足够的抗氧化物质，如脑内的谷胱甘肽（GSH）、谷胱甘肽过氧化物酶（GSH-PX）和超氧化物歧化酶（SOD）等，因而DA氧化产生自由基不会产生氧化应激，保证免遭自由基损伤。PD患者黑质部还原型GSH降低和LPO增加，铁离子（Fe^{2+}）浓度增高和铁蛋白含量降低，使黑质成为易受氧化应激侵袭的部位。近年发现线粒体功能缺陷在PD发病中起重要作用。对PD患者线粒体功能缺陷认识源于对MPTP作用机制研究，MPTP通过抑制黑质线粒体呼吸链复合物Ⅰ活性导致PD。体外试验证实MPTP活性成分MPP^+能造成MES 23.5细胞线粒体膜电势（$\Delta\Psi m$）下降，氧自由基生成增加。PD患者黑质线粒体复合物Ⅰ活性可降低32%～38%，复合物Ⅰ活性降低使黑质细胞对自由基损伤敏感性显著增加。在多系统萎缩及进行性核上性麻痹患者黑质中未发现复合物Ⅰ活性改变,表明 PD 黑质复合物Ⅰ活性降低可能是 PD 相对特异性改变。PD 患者存在线粒体功能缺陷可能与遗传和环境因素有关,研究提示 PD 患者存在线粒体 DNA 突变,复合物Ⅰ是由细胞核和线粒体两个基因组编码翻译,两组基因任何片段缺损都可影响复合物Ⅰ功能。近年来 PARK1 基因突变受到普遍重视,它的编码蛋白就位于线粒体内。

(四)免疫及炎性机制

Abramsky(1978)提出 PD 发病与免疫/炎性机制有关。研究发现 PD 患者细胞免疫功能降低,白细胞介素-1(IL-1)活性降低明显。PD 患者脑脊液(CSF)中存在抗 DA 能神经元抗体。细胞培养发现,PD 患者的血浆及 CSF 中的成分可抑制大鼠中脑 DA 能神经元的功能及生长。采用立体定向技术将 PD 患者血 IgG 注入大鼠一侧黑质,黑质酪氨酸羟化酶(TH)及 DA 能神经元明显减少,提示可能有免疫介导性黑质细胞损伤。许多环境因素如 MPTP、鱼藤酮、百草枯、铁剂等诱导的 DA 能神经元变性与小胶质细胞激活有关,小胶质细胞是脑组织主要的免疫细胞,在神经变性疾病发生中小胶质细胞不仅是简单的"反应性增生",而且参与了整个病理过程。小胶质细胞活化后可通过产生氧自由基等促炎因子,对神经元产生毒性作用。DA 能神经元对氧化应激十分敏感,而活化的小胶质细胞是氧自由基产生的主要来源。此外,中脑黑质是小胶质细胞分布最为密集的区域,决定了小胶质细胞的活化在帕金森病发生发展中有重要作用。

(五)年龄因素

PD 主要发生于中老年,40 岁以前很少发病。研究发现自 30 岁后黑质 DA 能神经元、酪氨酸羟化酶(TH)和多巴脱羧酶(DDC)活力,以及纹状体 DA 递质逐年减少,DA 的 D_1 和 D_2 受体密度减低。然而,罹患 PD 的老年人毕竟是少数,说明生理性 DA 能神经元退变不足以引起 PD。只有黑质 DA 能神经元减少 50% 以上,纹状体 DA 递质减少 80% 以上,临床才会出现 PD 症状,老龄只是 PD 的促发因素。

(六)泛素-蛋白酶体系统功能异常

泛素-蛋白酶体系统(ubiquitin-proteasome system,UPS)可选择性降低细胞内的蛋白质,在细胞周期性增殖及凋亡相关蛋白的降解中发挥重要作用。*Parkin* 基因突变常导致 UPS 功能障碍,不能降解错误折叠的蛋白,错误折叠蛋白的过多异常聚集则对细胞有毒性作用,引起氧化应激增强和线粒体功能损伤。

应用蛋白酶体抑制剂已经构建成模拟 PD 的细胞模型。

(七)兴奋性毒性作用

应用微透析及高压液相色谱（HPLC）检测发现，由 MPTP 制备的 PD 猴模型纹状体中兴奋性氨基酸（谷氨酸、天门冬氨酸）含量明显增高。若细胞外间隙谷氨酸浓度异常增高，过度刺激受体可对 CNS 产生明显毒性作用。动物试验发现，脑内注射微量谷氨酸可导致大片神经元坏死，谷氨酸兴奋性神经毒作用是通过 N-甲基-D-天冬氨酸受体（N-methyl-D-aspartic acid receptor，NMDA）介导的，与 DA 能神经元变性有关。谷氨酸可通过激活 NMDA 受体产生一氧化氮（NO）损伤神经细胞，并释放更多的兴奋性氨基酸，进一步加重神经元损伤。

(八)细胞凋亡

PD 发病过程存在细胞凋亡及神经营养因子缺乏等。细胞凋亡是帕金森病患者 DA 能神经元变性的基本形式，许多基因及其产物通过多种机制参与 DA 能神经元变性的凋亡过程。此外，多种迹象表明多巴胺转运体和囊泡转运体的异常表达与 DA 能神经元的变性直接相关。其他如神经细胞自噬、钙稳态失衡可能也参与帕金森病的发病。

目前，大多数学者认同帕金森病并非单一因素引起，是由遗传、环境因素、免疫/炎性因素、线粒体功能衰竭、兴奋性氨基酸毒性、神经细胞自噬及老化等多种因素通过多种机制共同作用所致。

四、病理与生化病理

(一)病理

PD 主要病理改变是含色素神经元变性、缺失，黑质致密部 DA 能神经元最显著。镜下可见神经细胞减少，黑质细胞黑色素消失，黑色素颗粒游离散布于组织和巨噬细胞内，伴不同程度神经胶质增生。正常人黑质细胞随年龄增长而减少，黑质细胞 80 岁时从原有 42.5 万减至 20 万个，PD 患者少于 10 万个，出现症状时 DA 能神经元丢失 50% 以上，蓝斑、中缝核、迷走神经背核、苍白球、壳核、尾状核及丘脑底核等也可见轻度改变。

残留神经元胞浆中出现嗜酸性包涵体路易小体（Lewy body）是本病重要的病理特点，Lewy 小体是细胞质蛋白质组成的玻璃样团块，中央有致密核心，周围有细丝状晕圈。一个细胞有时可见多个大小不同的 Lewy 小体，见于约 10% 的残存细胞，黑质明显，苍白球、纹状体及蓝斑等亦可见，α-突触核蛋白和泛素是

Lewy 小体的重要组分。α-突触核蛋白在许多脑区含量丰富,多集中于神经元突触前末梢。在小鼠或果蝇体内过量表达 α-突触核蛋白可产生典型的帕金森病症状。尽管 α-突触核蛋白基因突变仅出现在小部分家族性帕金森病患者中,但该基因表达的蛋白是路易小体的主要成分,提示它在帕金森病发病过程中起重要作用。

(二)生化病理

PD 最显著的生物化学特征是脑内 DA 含量减少。DA 和乙酰胆碱(ACh)作为纹状体两种重要神经递质,功能相互拮抗,两者平衡对基底核环路活动起重要的调节作用。脑内 DA 递质通路主要为黑质-纹状体系,黑质致密部 DA 能神经元自血流摄入左旋酪氨酸,在细胞内酪氨酸羟化酶(TH)作用下形成左旋多巴(L-dopa)→经多巴胺脱羧酶(DDC)→DA→通过黑质-纹状体束,DA 作用于壳核、尾状核突触后神经元,最后被分解成高香草酸(HVA)。由于特发性帕金森病 TH 和 DDC 减少,使 DA 生成减少。单胺氧化酶 B(MAO-B)抑制剂减少神经元内 DA 分解代谢,增加脑内 DA 含量。儿茶酚-氧位-甲基转移酶(COMT)抑制剂减少 L-dopa 外周代谢,维持 L-dopa 稳定血浆浓度(图 6-1),可用于 PD 治疗。

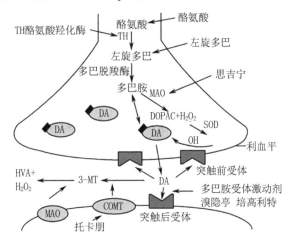

图 6-1　多巴胺的合成和代谢

PD 患者黑质 DA 能神经元变性丢失,黑质-纹状体 DA 通路变性,纹状体 DA 含量显著降低(>80%),使 ACh 系统功能相对亢进,是导致肌张力增高、动作减少等运动症状的生化基础。此外,中脑-边缘系统和中脑-皮质系统 DA 含量亦显著减少,可能导致智能减退、行为情感异常、言语错乱等高级神经活动障碍。DA 递质减少程度与患者症状严重度一致,病变早期通过 DA 更新率增加(突触前代偿)和 DA 受体失神经后超敏现象(突触后代偿),临床症状可能不明显(代偿期),随疾病的进展可出现典型 PD 症状(失代偿期)。基底核其他递质或神经肽如去甲肾上腺素(NE)、5-羟色胺(5-HT)、P 物质(SP)、脑啡肽(ENK)、生长抑素(SS)等也有变化。

五、临床表现

帕金森病通常在 40～70 岁发病,60 岁后发病率增高,在 30 多岁前发病者少见,男性略多。起病隐袭,发展缓慢,主要表现静止性震颤、肌张力增高、运动迟缓和姿势步态异常等,症状出现孰先孰后可因人而异。首发症状以震颤最多见(60%～70%),其次为步行障碍(12%)、肌强直(10%)和运动迟缓(10%)。症状常自一侧上肢开始,逐渐波及同侧下肢、对侧上肢与下肢,呈 N 字形的进展顺序(65%～70%);25%～30% 的病例可自一侧的下肢开始,两侧下肢同时开始极少见,不少病例疾病晚期症状仍存在左右差异。

(一)静止性震颤

常为 PD 的首发症状,多由一侧上肢远端(手指)开始,逐渐扩展到同侧下肢及对侧肢体,上肢震颤幅度较下肢明显,下颌、口唇、舌及头部常最后受累。典型表现静止性震颤,拇指与屈曲示指呈搓丸样动作,节律 4～6 Hz,静止时出现,精神紧张时加重,随意动作时减轻,睡眠时消失;常伴交替旋前与旋后、屈曲与伸展运动。令患者活动一侧肢体如握拳或松拳,可引起另侧肢体出现震颤,该试验有助于发现早期轻微震颤。少数患者尤其 70 岁以上发病者可能不出现震颤。部分患者可合并姿势性震颤。

(二)肌强直

锥体外系病变导致屈肌与伸肌张力同时增高,关节被动运动时始终保持阻力增高,似弯曲软铅管,称为铅管样强直,如患者伴有震颤,检查者感觉在均匀阻力中出现断续停顿,如同转动齿轮,称为齿轮样强直,是肌强直与静止性震颤叠加所致。这两种强直与锥体束受损的折刀样强直不同,后者可伴腱反射亢进及病理征。

以下的临床试验有助于发现轻微的肌强直:①令患者运动对侧肢体,被检肢体肌强直可更明显;②头坠落试验:患者仰卧位,快速撤离头下枕头时头常缓慢落下,而非迅速落下;③令患者把双肘置于桌上,使前臂与桌面成垂直位,两臂及腕部肌肉尽量放松,正常人此时腕关节与前臂约成 90°屈曲,PD 患者腕关节或多或少保持伸直,好像竖立的路标,称为"路标现象"。老年患者肌强直可能引起关节疼痛,是肌张力增高使关节血供受阻所致。

(三)运动迟缓

表现为随意动作减少,包括始动困难和运动迟缓,因肌张力增高、姿势反射障碍出现一系列特征性运动障碍症状,如起床、翻身、步行和变换方向时运动迟缓,面部表情肌活动减少,常双眼凝视,瞬目减少,呈面具脸;以及手指精细动作如扣纽扣、系鞋带等困难,书写时字愈写愈小,称为写字过小征等。口、咽、腭肌运动障碍,使讲话缓慢,语音低沉单调,流涎等,严重时吞咽困难。

(四)姿势步态异常

患者四肢、躯干和颈部肌强直呈特殊屈曲体姿,头部前倾,躯干俯屈,上肢肘关节屈曲,腕关节伸直,前臂内收,指间关节伸直,拇指对掌。下肢髋关节与膝关节均略呈弯曲,随疾病进展姿势障碍加重,晚期自坐位、卧位起立困难。早期下肢拖曳,逐渐变为小步态,起步困难,起步后前冲,愈走愈快,不能及时停步或转弯,称慌张步态,行走时上肢摆动减少或消失;因躯干僵硬,转弯时躯干与头部联带小步转弯,与姿势平衡障碍导致重心不稳有关。患者害怕跌倒,遇小障碍物也要停步不前。

(五)非运动症状

PD 的非运动症状包括疾病早期常出现的嗅觉减退、快动眼期睡眠行为障碍、便秘等症状。

(1)嗅觉缺失经常出现在运动症状前,是 PD 的早期特征,嗅觉检测作为一种可能的生物学标记物,有助于将来对 PD 高危人群的识别。

(2)抑郁症在 PD 患者中常见,约占患者的 50%,多为疾病本身的表现,患者可能同时伴有5-羟色胺递质功能减低;通常应用 5-羟色胺再摄取抑制剂,如舍曲林 50 mg、西酞普兰 20 mg 等治疗可改善。运动症状好转常可使抑郁症状缓解。

(3)快动眼期睡眠行为障碍(RBD)可见于 30% 的 PD 患者,20%～38% 的RBD 患者可能发展为 PD。与正常人相比,RBD 患者存在明显的嗅觉障碍、颜色辨别力及运动速度受损。功能影像学显示特发性 RBD 患者纹状体内存在多巴胺转运体减少,RBD 同样可能是 PD 的早期标志物,其确切的病理基础尚不清楚,可能与蓝斑下核及桥脚核等下位脑干病变有关。

(4)便秘是 PD 患者的常见症状,具有顽固性、反复性、波动性及难治性等特点。可能与肠系膜神经丛的神经元变性导致胆碱能功能降低,胃肠道蠕动减弱有关,此外,抗胆碱药等抗帕金森病药物可使蠕动功能下降,加重便秘。

（5）其他症状：诸如皮脂腺、汗腺分泌亢进引起脂颜、多汗，交感神经功能障碍导致直立性低血压等；部分患者晚期出现轻度认知功能减退或痴呆、视幻觉等，通常不严重。

（六）辅助检查

（1）PD 患者的 CT、MRI 检查通常无特征性异常。

（2）生化检测：高效液相色谱-电化学法（HPLC-EC）检测患者 CSF 和尿中高香草酸（HVA）含量降低，放免法检测 CSF 中生长抑素含量降低。血及脑脊液常规检查无异常。

（3）基因及生物标志物：家族性 PD 患者可采用 DNA 印迹技术、PCR、DNA 序列分析等检测基因突变。采用蛋白组学等技术检测血清、CSF、唾液中 α-突触核蛋白、DJ-1 等潜在的早期 PD 生物学标志物。

（4）超声检查可见对侧中脑黑质的高回声（图 6-2）。

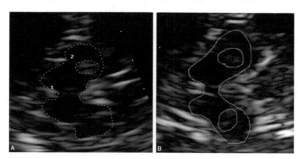

图 6-2　帕金森的超声表现

A.偏侧帕金森病对侧中脑黑质出现高回声；B.双侧帕金森病两侧中脑黑质出现高回声

（5）功能影像学检测：①DA 受体功能显像，PD 纹状体 DA 受体，主要是 D_2 受体功能发生改变，PET 和 SPECT 可动态观察 DA 受体，SPECT 较简便经济，特异性 D_2 受体标记物[123]I Iodobenzamide（[123]I-IBZM）合成使 SPECT 应用广泛。②DA 转运体（dopa-mine transporter，DAT）功能显像，纹状体突触前膜 DAT 可调控突触间隙中 DA 有效浓度，使 DA 对突触前和突触后受体发生时间依赖性激动，早期 PD 患者 DAT 功能较正常下降 $31\%\sim65\%$，应用[123]I-β-CIT PET 或[99m]Tc-TRODAT-1 SPECT 可检测 DAT 功能，用于 PD 早期和亚临床诊断（图 6-3）。③神经递质功能显像，[18]F-dopa 透过血-脑屏障入脑，多巴脱羧酶将[18]F-dopa 转化为[18]F-DA，PD 患者纹状体区[18]F-dopa 放射性聚集较正常人明显减低，提示多巴脱羧酶活性降低。

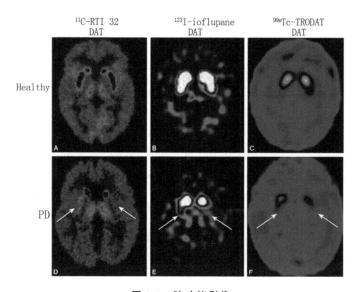

图 6-3 脑功能影像

显示帕金森病患者的纹状体区 DAT 活性降低

（6）药物试验：目前临床已很少采用。

1）左旋多巴试验：①试验前 24 小时停用左旋多巴、多巴胺受体激动剂、抗胆碱能药、抗组胺药；②试验前 30 分钟和试验开始前各进行 1 次临床评分；③早 8～9 时患者排尿便，然后口服 375～500 mg 多巴丝肼；④服药 45～150 分钟按 UPDRS-Ⅲ量表测试患者的运动功能；⑤病情减轻为阳性反应。

2）多巴丝肼弥散剂试验：药物吸收快，很快达到有效浓度，代谢快，用药量较小，可短时间（10～30 分钟）内确定患者对左旋多巴反应。对 PD 诊断、鉴别诊断及药物选择等有价值。

3）阿扑吗啡试验：①②项同左旋多巴试验；③皮下注射阿扑吗啡 2 mg；④用药后 30～120 分钟，测试患者的运动功能，病情减轻为阳性反应，如阴性可分别隔 4 小时用 3 mg、5 mg 或 10 mg 阿扑吗啡重复试验。

六、诊断及鉴别诊断

（一）诊断

英国帕金森病协会脑库（UKPDBB）诊断标准以及中国帕金森病诊断标准均依据中老年发病，缓慢进展性病程，必备运动迟缓及至少具备静止性震颤、肌强直或姿势步态障碍中的一项，结合对左旋多巴治疗敏感即可作出临床诊断（表 6-1）。联合嗅觉、经颅多普勒超声及功能影像（PET/SPECT）检查有助于早期发现临床前帕金森病。帕金森病的临床与病理诊断符合率约为 80%。

表 6-1　英国 PD 协会脑库(UKPDBB)临床诊断标准

包括标准	排除标准	支持标准
• 运动迟缓(随意运动启动缓慢,伴随重复动作的速度和幅度进行性减少)	• 反复卒中病史,伴随阶梯形进展的 PD 症状	确诊 PD 需具备以下 3 个或 3 个以上的条件
• 并至少具备以下中的一项:肌强直;4~6 Hz 静止性震颤;不是由于视力、前庭或本体感觉障碍导致的姿势不稳	• 反复脑创伤病史 • 明确的脑炎病史 • 动眼危象 • 在服用抗精神病类药物过程中出现症状 • 一个以上的亲属发病 • 病情持续好转 • 起病 3 年后仍仅表现单侧症状 • 核上性凝视麻痹 • 小脑病变体征 • 疾病早期严重的自主神经功能紊乱 • 早期严重的记忆、语言和行为习惯紊乱的痴呆 • Batinski 征阳性 • CT 扫描显示脑肿瘤或交通性脑积水 • 大剂量左旋多巴治疗无效(排除吸收不良导致的无效) • MPTP 接触史	• 单侧起病 • 静止性震颤 • 疾病逐渐进展 • 持久性的症状不对称,以患侧受累更重 • 左旋多巴治疗有明显疗效(70%~100%) • 严重的左旋多巴诱导的舞蹈症 • 左旋多巴疗效持续 5 年或更长时间 • 临床病程 10 年或更长时间

(二)鉴别诊断

PD 主要须与其他原因引起的帕金森综合征鉴别(表 6-2)。在所有帕金森综合征中,约 75%为原发性帕金森病,约 25%为其他原因引起的帕金森综合征。

表 6-2　帕金森病与帕金森综合征的分类

1.原发性

　• 原发性帕金森病

　• 少年型帕金森综合征

2.继发性(后天性、症状性)帕金森综合征

　• 感染:脑炎后、慢病毒感染

　• 药物:神经安定剂(吩噻嗪类及丁酰苯类)、利血平、甲氧氯普胺、α-甲基多巴、锂剂、氟桂利嗪、桂利嗪

- 毒物：MPTP 及其结构类似的杀虫剂和除草剂、一氧化碳、锰、汞、二硫化碳、甲醇、乙醇
- 血管性：多发性脑梗死、低血压性休克
- 创伤：拳击性脑病
- 其他：甲状旁腺功能异常、甲状腺功能减退、肝脑变性、脑瘤、正压性脑积水

3.遗传变性性帕金森综合征
- 常染色体显性遗传路易小体病、亨廷顿病、肝豆状核变性、Hallervorden-Spatz 病、橄榄脑桥小脑萎缩、脊髓小脑变性、家族性基底核钙化、家族性帕金森综合征伴周围神经病、神经棘红细胞增多症、苍白球黑质变性

4.多系统变性（帕金森叠加征群）
- 进行性核上性麻痹、Shy-Drager 综合征、纹状体黑质变性、帕金森综合征-痴呆-肌萎缩性侧索硬化复合征、皮质基底核变性、阿尔茨海默病、偏侧萎缩-偏侧帕金森综合征

1.继发性帕金森综合征

有明确的病因可寻，如感染、药物、中毒、脑动脉硬化、创伤等。继发于甲型脑炎（即昏睡性脑炎）后的帕金森综合征，目前已罕见。多种药物均可导致药物性帕金森综合征，一般是可逆的。在拳击手中偶见头部创伤引起的帕金森综合征。老年人基底核区多发性腔隙性梗死可引起血管性帕金森综合征，患者有高血压、动脉硬化及卒中史，步态障碍较明显，震颤少见，常伴锥体束征。

2.伴发于其他神经变性疾病的帕金森综合征

不少神经变性疾病具有帕金森综合征表现。这些神经变性疾病各有其特点，有些为遗传性，有些为散发的，除程度不一的帕金森症状外，还有其他症状，如不自主运动、垂直性眼球凝视障碍（见于进行性核上性麻痹）、直立性低血压（Shy-Drager 综合征）、小脑性共济失调（橄榄脑桥小脑萎缩）、出现较早且严重的痴呆（路易体痴呆）、角膜色素环（肝豆状核变性）、皮质复合感觉缺失、锥体束征和失用、失语（皮质基底核变性）等。此外，所伴发的帕金森病症状，经常以强直、少动为主，静止性震颤很少见，对左旋多巴治疗不敏感。

3.早期患者须与原发性震颤、抑郁症、脑血管病鉴别

（1）原发性震颤较常见，约 1/3 的患者有家族史，在各年龄期均可发病，姿势性或动作性震颤为唯一的表现，无肌强直和运动迟缓，饮酒或用普萘洛而后震颤可显著减轻。

（2）抑郁症可伴表情贫乏、言语单调、随意运动减少，但无肌强直和震颤，抗抑郁剂治疗有效。

（3）早期帕金森病症状限于一侧肢体,患者常主诉一侧肢体无力或不灵活,若无震颤,易误诊为脑血管病,询问原发病和仔细体检易于鉴别。

七、治疗原则

帕金森病的治疗原则是采取综合治疗,包括药物治疗、手术治疗、康复治疗、心理治疗等,目前应用的所有治疗手段,只能改善症状,不能阻止病情发展。其中药物治疗是首选的主要的治疗手段。

八、药物治疗

(一)药物治疗原则

应从小剂量开始,缓慢递增,以较小剂量达到较满意的疗效。治疗应考虑个体化特点,用药选择不仅要考虑病情特点,而且要考虑患者的年龄、就业状况、经济承受能力等因素。药物治疗目标是延缓疾病进展、控制症状,并尽可能延长症状控制的年限,同时尽量减少药物不良反应和并发症。

(二)保护性治疗

目的是延缓疾病发展,改善患者症状。原则上,帕金森病一旦被诊断就应及早进行保护性治疗。目前临床应用的保护性治疗药物主要是单胺氧化酶 B 型(MAO-B)抑制剂。曾报道司来吉兰＋维生素 E 疗法(deprenyl and tocopherol an-tioxidation therapy of parkinsonism,DATATOP)可推迟使用左旋多巴、延缓疾病发展约 9 个月,可用于早期轻症 PD 患者;但司来吉兰的神经保护作用仍未定论。多巴胺受体激动剂和辅酶 Q$_{10}$也可能有神经保护作用。

(三)症状性治疗

选择药物的原则如下。

1.老年前期(年龄＜65 岁)患者,且不伴智能减退

可以选择:①多巴胺受体激动剂;②MAO-B抑制剂司来吉兰,或加用维生素E;③复方左旋多巴＋儿茶酚-氧位-甲基转移酶(COMT)抑制剂;④金刚烷胺和/或抗胆碱能药;震颤明显而其他抗帕金森病药物效果不佳时,可试用抗胆碱能药;⑤复方左旋多巴:一般在①、②、④方案治疗效果不佳时加用。在某些患者,如果出现认知功能减退,或因特殊工作之需,需要显著改善运动症状,复方左旋多巴也可作为首选。

2.老年期(年龄≥65 岁)患者或伴智能减退

首选复方左旋多巴,必要时可加用多巴胺受体激动剂、MAO-B 抑制剂或

COMT 抑制剂。尽可能不用苯海索,尤其老年男性患者,除非有严重震颤,并明显影响患者的日常生活或工作能力时。

(四)治疗药物

1.抗胆碱能药

抑制 ACh 的活力,可提高脑内 DA 的效应和调整纹状体内的递质平衡,临床常用盐酸苯海索(安坦,artane)。对震颤和强直有效,对运动迟缓疗效较差,适于震颤明显年龄较轻的患者。常用1～2 mg口服,每天 3 次。该药改善症状短期效果较明显,但常见口干、便秘和视物模糊等不良反应,偶可见神经精神症状。闭角型青光眼及前列腺肥大患者禁用。中国指南建议苯海索由于有较多的不良反应,尽可能不用,尤其老年男性患者。

2.金刚烷胺

促进神经末梢 DA 释放,阻止再摄取,可轻度改善少动、强直和震颤等。起始剂量 50 mg,每天2～3 次,1 周后增至 100 mg,每天 2～3 次,一般不超过 300 mg/d,老年人不超过 200 mg/d。药效可维持数月至一年。不良反应较少,如不安、意识模糊、下肢网状青斑、踝部水肿和心律失常等,肾功能不全、癫痫、严重胃溃疡和肝病患者慎用,哺乳期妇女禁用。

3.左旋多巴(L-dopa)及复方左旋多巴

PD 患者迟早要用到 L-dopa 治疗。L-dopa 可透过血-脑屏障,被脑 DA 能神经元摄取后脱羧变为 DA,改善症状,对震颤、强直、运动迟缓等运动症状均有效。由于 95％以上的 L-dopa 在外周脱羧成为 DA,仅约 1％通过血-脑屏障进入脑内,为减少外周不良反应,增强疗效,多用 L-dopa 与外周多巴脱羧酶抑制剂(DCI)按 4：1 制成的复方左旋多巴制剂,用量较 L-dopa 减少 3/4。

(1)复方左旋多巴剂型:包括标准片、控释片、水溶片等。

1)标准片:多巴丝肼(Madopar)由 L-dopa 与苄丝肼按 4：1 组成,多巴丝肼 250 为 L-dopa 200 mg加苄丝肼 50 mg,多巴丝肼 125 为 L-dopa 100 mg 加苄丝肼 25 mg;国产多巴丝肼胶囊成分与多巴丝肼相同。息宁(Sinemet)250 和 Sinemet 125 是由 L-dopa 与卡比多巴按 4：1 组成。

2)控释片:有多巴丝肼液体动力平衡系统(madopar-HBS)和息宁控释片(sinemet CR)。①多巴丝肼-HBS:剂量为 125 mg,由 L-dopa100 mg 加苄丝肼 25 mg 及适量特殊赋形剂组成。口服后药物在胃内停留时间较长,药物基质表面先形成水化层,通过弥散作用逐渐释放,在小肠 pH 较高的环境中逐渐被吸收。多种因素可影响药物的吸收,如药物溶解度、胃液与肠液的pH、胃排空时间等。本品不应与制酸药同时服用。②息宁控释片(sinemet CR)：L-dopa 200 mg加卡比多巴 50 mg,制剂中加用单层分子基质结构,药物不断溶释,达到缓释效果,口服后 120~150 分钟达到血浆峰值浓度；片中间有刻痕,可分为半片服用。

3)水溶片：弥散型多巴丝肼(madopar dispersible),剂量为 125 mg,由L-dopa 100 mg 加苄丝肼 25 mg 组成。其特点是易在水中溶解,吸收迅速,很快达到治疗阈值浓度。

(2)用药时机：何时开始复方左旋多巴治疗尚有争议,长期用药会产生疗效减退、症状波动及异动症等运动并发症。一般应根据患者年龄、工作性质、症状类型等决定用药。年轻患者可适当推迟使用,患者因职业要求不得不用 L-dopa时应与其他药物合用,减少复方左旋多巴剂量。年老患者可早期选用 L-dopa,因发生运动并发症机会较少,对合并用药耐受性差。

(3)用药方法：从小剂量开始,根据病情逐渐增量,用最低有效量维持。

1)标准片：复方左旋多巴开始用 62.5 mg(1/4 片),每天 2~4 次,根据需要逐渐增至125 mg,每天3~4 次；最大剂量一般不超过250 mg,每天 3~4 次；空腹(餐前 1 小时或餐后2 小时)用药疗效好。

2)控释片：优点是减少服药次数,有效血药浓度稳定,作用时间长,可控制症状波动；缺点是生物利用度较低,起效缓慢,标准片转换成为控释片时每天剂量应相应增加并提前服用；适于症状波动或早期轻症患者。

3)水溶片：易在水中溶解,吸收迅速,10 分钟起效,作用维持时间与标准片相同,该剂型适用于有吞咽障碍或置鼻饲管、清晨运动不能、"开-关"现象和剂末肌张力障碍患者。

(4)运动并发症及其他药物不良反应：主要有周围性和中枢性两类,前者为恶心、呕吐、低血压、心律失常(偶见)；后者有症状波动、异动症和精神症状等。前者的不良反应可以通过小剂量开始渐增剂量、餐后服药、加用多潘立酮等可避免或减轻上述症状。后者的不良反应都在长期用药后发生,一般经过 5 年治疗后,约 50％患者会出现症状波动或异动症等运动并发症。具体处理详见本节运动并发症的治疗。

4.DA 受体激动剂

DA 受体包括 5 种类型,D_1 受体和 D_2 受体亚型与 PD 治疗关系密切。DA受体激动剂作用：①直接刺激纹状体突触后 DA 受体,不依赖于多巴脱羧酶将L-dopa 转化为 DA 发挥效应；②血浆半衰期(较复方左旋多巴)长；③推测可持续而非波动性刺激 DA 受体,预防或延迟运动并发症发生；PD 早期单用 DA 受体激动剂有效,若与复方左旋多巴合用,可提高疗效,减少复方左旋多巴用量,且可减少或避免症状波动或异动症的发生。

(1)适应证:PD 后期患者用复方左旋多巴治疗产生症状波动或异动症,加用 DA 受体激动剂可减轻或消除症状,减少复方左旋多巴用量。疾病后期黑质纹状体 DA 能系统缺乏多巴脱羧酶,不能把外源性L-dopa脱羧转化为 DA,用复方左旋多巴无效,用 DA 受体激动剂可能有效。发病年纪轻的早期患者可单独应用,应从小剂量开始,渐增量至获得满意疗效。不良反应与复方左旋多巴相似,症状波动和异动症发生率低,直立性低血压和精神症状发生率较高。

(2)该类药物有两种类型:麦角类和非麦角类。目前大多推荐非麦角类 DA 受体激动剂,尤其是年轻患者病程初期。这类长半衰期制剂能避免对纹状体突触后膜 DA 受体产生"脉冲"样刺激,从而预防或减少运动并发症的发生。麦角类 DA 受体激动剂可导致心脏瓣膜病和肺胸膜纤维化,多不主张使用。

1)麦角类:①溴隐亭为 D_2 受体激动剂,开始 0.625 mg/d,每隔 3~5 天增加 0.625 mg,通常治疗剂量 7.5~15.0 mg/d,分 3 次口服;不良反应与左旋多巴类似,错觉和幻觉常见,精神病病史患者禁用,相对禁忌证包括近期心肌梗死、严重周围血管病和活动性消化性溃疡等。②α-二氢麦角隐亭,2.5 mg,每天 2 次,每隔 5 天增加 2.5 mg,有效剂量 30~50 mg/d,分 3 次口服。上述四种药物之间的参考剂量转换为:吡贝地尔:普拉克索:溴隐亭:α-二氢麦角隐亭为 100∶1∶10∶60。③卡麦角林是所有 DA 受体激动剂中半衰期最长(70 小时),作用时间最长,适于 PD 后期长期应用复方左旋多巴产生症状波动和异动症患者,有效剂量 2~10 mg/d,平均 4 mg/d,只需每天1 次,较方便。④利舒脲具有较强的选择性 D_2 受体激动作用,对 D_1 受体作用很弱。按作用剂量比,其作用较溴隐亭强 10~20 倍,但作用时间短于溴隐亭;其 $t_{1/2}$ 短(平均 2.2 小时),该药为水溶性,可静脉或皮下输注泵应用,主要用于因复方左旋多巴治疗出现明显的"开-关"现象者;治疗须从小剂量开始,0.05~0.10 mg/d,逐渐增量,平均有效剂量为 2.4~4.8 mg/d。

2)非麦角类:被美国神经病学学会、运动障碍学会,以及我国帕金森病治疗指南推荐为一线治疗药物。①普拉克索:为新一代选择性 D_2、D_3 受体激动剂,开始 0.125 mg,每天 3 次,每周增加0.125 mg,逐渐加量至 0.5~1.0 mg,每天 3 次,最大不超过 4.5 mg/d;服用左旋多巴的 PD 晚期患者加服普拉克索可改善左旋多巴不良反应,对震颤和抑郁有效。②罗匹尼罗:用于早期或进展期 PD,开始 0.25 mg,每天 3 次,逐渐加量至 2~4 mg,每天 3 次,症状波动和异动症发生率低,常见意识模糊、幻觉及直立性低血压。③吡贝地尔(泰舒达缓释片):为缓释型选择性 D_2、D_3 受体激动剂,对中脑-皮质和边缘叶通路 D_3 受体有激动效应,改善震颤作用明显,对强直和少动也有作用;初始剂量 50 mg,每天1次,第2周增至 50 mg,每天 2 次,有效剂量 150 mg/d,分 3 次口服,最大不超过 250 mg/d。④罗替戈汀:为一种透皮贴剂,有 4.5 mg/10 cm²,9 mg/20 cm²,13.5 mg/30 cm²,18 mg/40 cm² 等规格;早期使用4.5 mg/10 cm²,以后视病情发展及治疗反应可增大剂量,均每天 1 贴;治疗 PD 优势为可连续、持续释放药物,消除首关效应,提供稳态血药水平,避免对 DA 受体脉冲式刺激,减少口服药治疗突然"中断"状态,减少服左旋多巴等药物易引起运动波动、"开-关"现象等。⑤阿扑吗啡:为 D_1 和 D_2 受体激动剂,可显著减少"关期"状态,对症状波动,尤其"开-关"现象和肌张力障碍疗效明显,采取笔式注射法给药后 5~15 分钟起效,有效作用时间 60 分钟,每次给药 0.5~2.0 mg,每天可用多次,便携式微泵皮下持续灌注可使患者每天保持良好运动功能;也可经鼻腔给药。

5.单胺氧化酶 B(MAO-B)抑制剂

抑制神经元内 DA 分解,增加脑内 DA 含量。合用复方左旋多巴有协同作用,减少 L-dopa 约 1/4 用量,延缓"开-关"现象。MAO-B 抑制剂中的司来吉兰即丙炔苯丙胺 2.5~5.0 mg,每天2 次,因可引起失眠,不宜傍晚服用。不良反应有口干、胃纳少和直立性低血压等,胃溃疡患者慎用。该药可与左旋多巴合用,亦可单独应用,可缓解 PD 症状,也可能有神经保护作用。第二代MAO-B抑制剂雷沙吉兰已投入临床应用,其作用优于第 1 代司来吉兰 5~10 倍,对各期 PD 患者症状均有改善作用,也可能有神经保护作用;其代谢产物为一种无活性非苯丙胺物质 Aminoindan,安全性较第 1 代 MAO-B 抑制剂好。唑尼沙胺原为抗癫痫药,偶然发现应用唑尼沙胺 300 mg/d 有效控制癫痫的同时,也显著改善 PD 症状,抗 PD 机制证实为抑制 MAO-B 活性。

6.儿茶酚-氧位-甲基转移酶(COMT)抑制剂

COMT 是由脑胶质细胞分泌参与 DA 分解酶之一。COMT 抑制剂通过抑制脑内、脑外 COMT 活性,提高左旋多巴生物利用度,显著改善左旋多巴疗效。COMT 抑制剂本身不会对 CNS 产生影响,在外周主要阻止左旋多巴被 COMT 催化降解成 3-氧甲基多巴。须与复方左旋多巴合用,单独使用无效,用药次数一般与复方左旋多巴次数相同。主要用于中晚期 PD 患者的剂末现象、"开-关"现象等症状波动的治疗,可使"关"期时限缩短,"开"期时限增加,也推荐用于早期 PD 患者初始治疗,希望通过持续 DA 能刺激(CDS),以推迟出现症状波动等运动并发症,但尚有待进一步研究证实。

(1)恩他卡朋:亦名珂丹,是周围 COMT 抑制剂,100～200 mg 口服;可提高 CNS 对血浆左旋多巴利用,提高血药浓度,增强左旋多巴疗效,减少临床用量;该药耐受性良好,主要不良反应是胃肠道症状,尿色变浅,但无严重肝功能损害报道。

(2)托卡朋:亦名答是美,100～200 mg 口服;该药是治疗 PD 安全有效的辅助药物,不良反应有腹泻、意识模糊、转氨酶升高,偶有急性重症肝炎报道,应注意肝脏毒副作用,用药期间须监测肝功能。

7.腺苷 A_{2A} 受体阻断剂

腺苷 A_{2A} 受体在基底核选择性表达,与运动行为有关。多项证据表明,阻断腺苷 A_{2A} 受体能够减轻 DA 能神经元的退变。

伊曲茶碱是一种新型腺苷 A_{2A} 受体阻断剂,可明显延长 PD 患者"开期"症状,缩短"关期",具有良好安全性和耐受性,临床上已用于 PD 治疗。

(五)治疗策略

1.早期帕金森病治疗(Hoehn&Yahr Ⅰ～Ⅱ级)

疾病早期若病情未对患者造成心理或生理影响,应鼓励患者坚持工作,参与社会活动和医学体疗(关节活动、步行、平衡及语言锻炼、面部表情肌操练、太极拳等),可暂缓用药。若疾病影响患者的日常生活和工作能力,应开始症状性治疗。

2.中期帕金森病治疗(Hoehn&Yahr Ⅲ级)

若在早期阶段首选 DA 受体激动剂、司来吉兰或金刚烷胺/抗胆碱能药治疗的患者,发展至中期阶段时症状改善往往已不明显,此时应添加复方左旋多巴治疗;若在早期阶段首选小剂量复方左旋多巴治疗患者,应适当增加剂量,或添加 DA 受体激动剂、司来吉兰或金刚烷胺,或 COMT 抑制剂。

3.晚期帕金森病治疗(Hoehn&Yahr Ⅳ～Ⅴ级)

晚期帕金森病临床表现极复杂,包括疾病本身进展,也有药物不良反应因素。晚期患者治疗,一方面继续力求改善运动症状,另一方面需处理伴发的运动并发症和非运动症状。

(六)运动并发症治疗

运动并发症,如症状波动和异动症是晚期 PD 患者治疗中最棘手的问题,包括药物剂量、用法等治疗方案调整及手术治疗(主要是脑深部电刺激术)。

1.症状波动的治疗

症状波动有 3 种形式。

(1)疗效减退或剂末恶化:指每次用药的有效作用时间缩短,症状随血液药物浓度发生规律性波动,可增加每天服药次数或增加每次服药剂量或改用缓释剂,也可加用其他辅助药物。

(2)"开-关"现象:指症状在突然缓解("开期")与加重("关期")之间波动,开期常伴异动症;多见于病情严重者,发生机制不详,与服药时间、血浆药物浓度无关;处理困难,可试用 DA 受体激动剂。

(3)冻结现象:患者行动踌躇,可发生于任何动作,突出表现是步态冻结,推测是情绪激动使细胞过度活动,增加去甲肾上腺素能介质输出所致;如冻结现象发生在复方左旋多巴剂末期,伴 PD 其他体征,增加复方左旋多巴单次剂量可使症状改善;如发生在"开期",减少复方左旋多巴剂量,加用 MAO-B 抑制剂或 DA 受体激动剂或许有效,部分患者经过特殊技巧训练也可改善。

2.异动症的治疗

异动症(abnormal involuntary movements,AIMs)又称为运动障碍,常表现舞蹈-手足徐动症样、肌张力障碍样动作,可累及头面部、四肢及躯干。

(1)异动症常见的 3 种形式:①剂峰异动症或改善-异动症-改善(improvement-dyskinesia-improvement,I-D-I),常出现在血药浓度高峰期(用药 1~2 小时),与用药过量或 DA 受体超敏有关,减少复方左旋多巴单次剂量可减轻异动症,晚期患者治疗窗较窄,减少剂量虽有利于控制异动症,但患者往往不能进入"开期",故减少复方左旋多巴剂量时需加用 DA 受体激动剂。②双相异动症或异动症-改善-异动症(dyskinesia-improvement-dyskinesia,D-I-D),剂峰和剂末均可出现,机制不清,治疗困难,可尝试增加复方左旋多巴每次剂量或服药次数,或加用 DA 受体激动剂。③肌张力障碍,常表现足或小腿痛性痉挛,多发生于清晨服药前,可睡前服用复方左旋多巴控释剂或长效 DA 受体激动剂,或起床前服用弥散型多巴丝肼或标准片;发生于剂末或剂峰的肌张力障碍可相应增减复方左旋多巴用量。

(2)不常见的异动症也有 3 种形式:①反常动作,可能由于情绪激动使神经细胞产生或释放 DA 引起少动现象短暂性消失;②少动危象,患者较长时间不能动,与情绪改变无关,是 PD 严重的少动类型,可能由于纹状体 DA 释放耗竭所致;③出没现象,表现出没无常的少动,与服药时间无关。

(七)非运动症状的治疗

帕金森病的非运动症状主要包括精神障碍、自主神经功能紊乱、感觉障碍等。

1.精神障碍的治疗

PD患者的精神症状表现形式多种多样,如生动梦境、抑郁、焦虑、错觉、幻觉、欣快、轻躁狂、精神错乱及意识模糊等。治疗原则是首先考虑依次逐减或停用抗胆碱能药、金刚烷胺、DA受体激动剂、司来吉兰等抗帕金森病药物;若采取以上措施患者仍有症状,可将复方左旋多巴逐步减量;经药物调整无效的严重幻觉、精神错乱、意识模糊可加用非经典抗精神病药如氯氮平、喹硫平;氯氮平被B级推荐,可减轻意识模糊和精神障碍,不阻断DA能药效,可改善异动症,但需定期监测粒细胞;喹硫平被C级推荐,不影响粒细胞数;奥氮平不推荐用于PD精神症状治疗(B级推荐)。抑郁、焦虑、痴呆等可为疾病本身表现,用药不当可能加重。精神症状常随运动症状波动,"关期"出现抑郁、焦虑,"开期"伴欣快、轻躁狂,改善运动症状常使这些症状缓解。较重的抑郁症、焦虑症可用5-羟色胺再摄取抑制剂。对认知障碍和痴呆可应用胆碱酯酶抑制剂,如石杉碱甲、多奈哌齐、利斯的明或加兰他敏。

2.自主神经功能障碍治疗

自主神经功能障碍常见便秘、排尿障碍及直立性低血压等。便秘增加饮水量和高纤维含量食物对大部分患者有效,停用抗胆碱能药,必要时应用通便剂;排尿障碍患者需减少晚餐后摄水量,可试用奥昔布宁、莨菪碱等外周抗胆碱能药;直立性低血压患者应增加盐和水摄入量,睡眠时抬高头位,穿弹力裤,从卧位站起宜缓慢,α肾上腺素能激动剂米多君治疗有效。

3.睡眠障碍

较常见,主要为失眠和快速眼动期睡眠行为异常(RBD),可应用镇静安眠药。失眠若与夜间帕金森病运动症状相关,睡前需加用复方左旋多巴控释片。若伴不宁腿综合征(RLS)睡前加用DA受体激动剂如普拉克索,或复方左旋多巴控释片。

九、手术及干细胞治疗

(1)中晚期PD患者常不可避免地出现药物疗效减退及严重并发症,通过系统的药物调整无法解决时可考虑选择性手术治疗。苍白球损毁术的远期疗效不尽如人意,可能有不可预测的并发症,临床已很少施行。

目前,推荐深部脑刺激疗法(deep brain stimula-tion,DBS),优点是定位准确、损伤范围小、并发症少、安全性高和疗效持久等,缺点是费用昂贵。适应证:①原发性帕金森病,病程 5 年以上;②服用复方左旋多巴曾有良好疗效,目前疗效明显下降或出现严重的运动波动或异动症,影响生活质量;③除外痴呆和严重的精神疾病。

(2)细胞移植:将自体肾上腺髓质或异体胚胎中脑黑质细胞移植到患者纹状体,纠正 DA 递质缺乏,改善 PD 运动症状,目前已很少采用。酪氨酸羟化酶(TH)、神经营养因子,如胶质细胞源性神经营养因子(GNDF)和脑源性神经营养因子(BDNF)基因治疗,以及干细胞,包括骨髓基质干细胞、神经干细胞、胚胎干细胞和诱导性潜能干细胞移植治疗在动物试验中显示出良好疗效,已进行少数临床试验也显示一定的疗效。随着基因治疗的目的基因越来越多,基因治疗与干细胞移植联合应用可能是将来发展的方向。

十、中医、康复及心理治疗

中药或针灸和康复治疗作为辅助手段对改善症状也可起到一定作用。对患者进行语言、进食、走路及各种日常生活训练和指导,日常生活帮助如设在房间和卫生间的扶手、防滑橡胶桌垫、大把手餐具等,可改善生活质量。适当运动如打太极拳等对改善运动症状和非运动症状可有一定的帮助。教育与心理疏导也是 PD 治疗中不容忽视的辅助措施。

十一、预后

PD 是慢性进展性疾病,目前尚无根治方法。多数患者发病数年仍能继续工作,也可能较快进展而致残。疾病晚期可因严重肌强直和全身僵硬,终至卧床不起。死因常为肺炎、骨折等并发症。

第二节　特发性震颤

特发性震颤(ET)又称原发性震颤,是一种常见的运动障碍性疾病,呈常染色体显性遗传,以姿势性和/或动作性震颤为主要特征,一般双上肢受累但一侧为重。病程多缓慢进展或不进展,呈良性过程,故又称良性震颤。

一、临床表现

(1)特发性震颤在人群中的患病率和发病率报道差别很大,各年龄组均可发病,但发病率随年龄增长而显著增加,发病没有性别差异,近半数患者有阳性家族史。

(2)起病隐袭,常从一侧上肢起病,很快累及对侧,很少累及下肢,大约30%的患者可累及头颈部,双上肢震颤多有不对称。

(3)震颤是唯一的临床表现,以姿势性和动作性震颤为主,震颤频率一般为4~12次/秒,初为间断性,情绪激动、饥饿、疲劳时加重,入睡后消失,但随着病程延长,可以变为持续性。体检除姿势性或动作性震颤外无其他阳性体征,有时可引出受累肢体齿轮感,为震颤所致。

二、辅助检查

本病实验室指标及头部影像学检查无特异表现。

三、诊断及分级

临床发现姿势性或动作性震颤,有阳性家族史,饮酒后减轻,不伴其他神经系统症状和体征,应考虑特发性震颤可能。

(一)诊断

美国运动障碍学会和世界震颤研究组织特发性震颤诊断标准。

1.核心诊断标准

(1)双手及前臂的动作性震颤。

(2)除齿轮现象外,不伴有神经系统其他体征。

(3)或仅有头部震颤,不伴肌张力障碍。

2.次要诊断标准

(1)病程超过3年。

(2)有阳性家族史。

(3)饮酒后震颤减轻。

3.排除标准

(1)伴有其他神经系统体征,或在震颤发生前不久有外伤史。

(2)由药物、焦虑、抑郁、甲亢等引起的生理亢进性震颤。

(3)有精神性(心因性)震颤病史。

(4)突然起病或分段进展。

（5）原发性直立性震颤。

（6）仅有位置特异性或目标特异性震颤,包括职业性震颤和原发性书写震颤。

（7）仅有言语、舌、颏或腿部震颤。

（二）分级

美国国立卫生研究院特发性震颤研究小组临床分级。

（1）0 级：无震颤。

（2）1 级：很轻微的震颤（不易发现）。

（3）2 级：易于发现的、幅度低于 2 cm 的、无致残性的震颤。

（4）3 级：明显的、幅度 2～4 cm 的、有部分致残性的震颤。

（5）4 级：严重的、幅度超过 4 cm 的、致残性的震颤。

四、鉴别诊断

（一）帕金森病

根据帕金森病特征性的静止性震颤以及肌强直和动作迟缓等其他症状体征可以鉴别。但特发性震颤患者合并帕金森病的发生率显著高于正常人群,常在稳定病程数年至数十年后出现其他震颤外的体征而确诊。

（二）直立性震颤

表现为站立时躯干和下肢的姿势性震颤,坐下或行走时减轻,也可累及上肢。

（三）生理性或全身疾病所致震颤

如甲亢,肾上腺疾病,药物性,中毒性等疾病根据相应病史和辅助检查可除外。

（四）其他神经系统疾病所致震颤

如小脑病变为意向性震颤,伴有共济失调等体征。其他神经系统疾病均不以震颤为唯一症状。

五、治疗

症状轻微,不影响功能活动或社交的可不予治疗。所有治疗措施对头部震颤效果均不佳。

（一）饮酒

多数患者在少量饮酒后震颤可暂时缓解。

(二)β-肾上腺素受体阻滞剂

能减轻震颤幅度但对震颤频率无影响,疗效的个体差异极大。一般采用普萘洛尔 60～90 mg/d,或阿罗洛尔 10～30 mg/d,分次服,最大剂量不超过 30 mg/d。相对禁忌证:心力衰竭,二至三度房室传导阻滞,哮喘,糖尿病有低血糖倾向时。

(三)其他

其他包括苯二氮䓬类、氯氮平、碳酸酐酶抑制剂等,局部注射 A 型肉毒毒素治疗等,可有部分疗效。

第三节 亨廷顿病

亨廷顿病(Huntington disease,HD)又称亨廷顿舞蹈病、慢性进行性舞蹈病、遗传性舞蹈病,于1842 年由 Waters 首报,1872 年由美国医师 George Huntington 系统描述而得名,是一种常染色体显性遗传的基底节和大脑皮质变性疾病,临床上以隐匿起病、缓慢进展的舞蹈症、精神异常和痴呆为特征。本病呈完全外显率,受累个体的后代 50% 发病。可发生于所有人种,白种人发病率最高,我国较少见。

一、病因与发病机制

本病的致病基因 *IT* 15 位于 4p16.3,基因的表达产物为约含 3 144 个氨基酸的多肽,命名为 Huntingtin,在 *IT* 15 基因 5′端编码区内的三核苷酸(CAG)重复序列拷贝数异常增多。拷贝数越多,发病年龄越早,临床症状越重。在 Huntingtin 内,(CAG)n 重复编码一段长的多聚谷氨酰胺功能区,故认为本病可能由于获得了一种毒性功能所致。

二、病理及生化改变

(一)病理改变

主要位于纹状体和大脑皮质,黑质、视丘、视丘下核、齿状核亦可轻度受累。大脑皮质突出的变化为皮质萎缩,特别是第 3、5 和第 6 层神经节细胞丧失,合并胶质细胞增生。尾状核、壳核神经元大量变性、丢失。投射至外侧苍白球的纹状体传出神经元(含 γ-氨基丁酸与脑啡肽,参与间接通路)较早受累,是引起舞蹈症的基础;随疾病进展,投射至内侧苍白球的纹状体传出神经元(含 γ-氨基丁酸与 P 物质,参与直接通路)也被累及,是导致肌强直及肌张力障碍的原因。

(二)生化改变

纹状体传出神经元中 γ-氨基丁酸、乙酰胆碱及其合成酶明显减少,多巴胺浓度正常或略增加,与 γ-氨基丁酸共存的神经调质脑啡肽、P 物质亦减少,生长抑素和神经肽 Y 增加。

三、临床表现

本病好发于 30～50 岁,5%～10%的患者于儿童和青少年发病,10%于老年发病。患者的连续后代中有发病提前倾向,即早发现象,父系遗传的早发现象更明显,绝大多数有阳性家族史。起病隐匿,缓慢进展。无性别差异。

(一)锥体外系症状

以舞蹈样不自主运动最常见、最具特征性,通常为全身性,程度轻重不一,典型表现为手指弹钢琴样动作和面部怪异表情,累及躯干可产生舞蹈样步态,可合并手足徐动及投掷症。随着病情进展,舞蹈样不自主运动可逐渐减轻,而肌张力障碍及动作迟缓、肌强直、姿势不稳等帕金森综合征渐趋明显。

(二)精神障碍及痴呆

精神障碍可表现为情感、性格、人格改变及行为异常,如抑郁、激惹、幻觉、妄想、暴躁、冲动、反社会行为等。患者常表现出注意力减退、记忆力降低、认知障碍及智能减退,呈进展性加重。

(三)其他

快速眼球运动(扫视)常受损。可伴癫痫发作,舞蹈样不自主运动大量消耗能量可使体重明显下降,常见睡眠和/或性功能障碍。晚期出现构音障碍和吞咽困难。

四、辅助检查

(一)基因检测

CAG 重复序列拷贝数增加,大于 40 具有诊断价值。该检测若结合临床特异性高、价值大,几乎所有的病例可通过该方法确诊。

(二)电生理及影像学检查

EEG 呈弥漫性异常,无特异性。CT 及 MRI 扫描显示大脑皮质和尾状核萎缩,脑室扩大。MRI 的 T_2 加权像示壳核信号增强。MR 波谱(MRS)示大脑皮质及基底节乳酸水平增高。^{18}F-脱氧葡萄糖 PET 检测显示尾状核、壳核代谢明显降低。

五、诊断及鉴别诊断

(一)诊断

根据发病年龄、慢性进行性舞蹈样动作、精神症状和痴呆,结合家族史可诊断本病,基因检测可确诊,还可发现临床前期病例。

(二)鉴别诊断

本病应与小舞蹈病、良性遗传性舞蹈病、发作性舞蹈手足徐动症、老年性舞蹈病、肝豆状核变性、迟发性运动障碍及棘状红细胞增多症并发舞蹈症鉴别。

六、治疗

目前尚无有效治疗措施,对舞蹈症状可选用以下 2 类药物。

(一)多巴胺受体阻滞剂

氟哌啶醇 1～4 mg,每天 3 次;氯丙嗪 12.5～50.0 mg,每天 3 次;奋乃静 2～4 mg,每天 3 次;硫必利 0.1～0.2 g,每天 3 次;以及哌咪清等。均应从小剂量开始,逐渐增加剂量,用药过程中应注意锥体外系不良反应。

(二)中枢多巴胺耗竭剂

丁贝那替秦 25 mg,每天 3 次。

七、预后

本病尚无法治愈,病程 10～20 年,平均 15 年。

第四节　小舞蹈病

小舞蹈病(chorea minor,CM)又称风湿性舞蹈病或 Sydenham 舞蹈病,由 Sydenham(1684 年)首先描述,是风湿热在神经系统的常见表现。本病多见于儿童和青少年,其临床特征为不自主的舞蹈样动作、肌张力降低、肌力减弱、自主运动障碍和情绪改变。本病可自愈,但复发者并不少见。

一、病因与发病机制

本病的发病与 A 组 β-溶血性链球菌感染有关,属自体免疫性疾病。约30%的病例在风湿热发作或多发性关节炎后 2～3 个月发病,通常无近期咽痛或发热史,部分患者咽拭子培养 A 组溶血性链球菌阳性;血清可检出抗神经元抗体,与尾状核、丘脑底核等部位神经元抗原起反应,抗体滴度与本病的转归有关,提示可能与自身免疫反应有关。本病好发于围青春期,女性多于男性,一些患者在怀孕或口服避孕药时复发,提示与内分泌改变也有关系。

二、病理

病理改变主要是黑质、纹状体、丘脑底核及大脑皮质可逆性炎性改变和神经细胞弥漫性变性,神经元丧失和胶质细胞增生。有的病例可见散在动脉炎、栓塞性小梗死。90%的尸解病例可发现风湿性心脏病证据。

三、临床表现

(一)发病年龄及性别

发病年龄多在 5～15 岁,女多于男,男女之比约为 1:3。

(二)起病形式

大多数为亚急性或隐袭起病,少数可急性起病。大约 1/3 的病例舞蹈症状出现前 2～6 个月或更长的时间内有 β-溶血性链球菌感染史,曾有咽喉肿痛、发热、多关节炎、心肌炎、心内膜炎、心包炎、皮下风湿结节或紫癜等临床症状和体征。

(三)早期症状

早期症状常不明显,不易被察觉。患儿表现为情绪不稳、焦虑不安、易激动、注意力分散、学习成绩下降、动作笨拙、步态不稳、手中物品时常坠落,行走摇晃不稳等。其后症状日趋明显,表现为舞蹈样动作和肌张力改变等。

(四)舞蹈样动作

常常可急性或隐袭出现,常为双侧性,可不规则,变幻不定,突发骤止,约20%患者可偏侧或甚至更为局限。在情绪紧张和作自主运动时加重,安静时减轻,睡眠时消失。常在 2～4 周内加重,3～6 个月内自行缓解。

(1)面部最明显,表现挤眉、弄眼、噘嘴、吐舌、扮鬼脸等,变幻莫测。

(2)肢体表现为一种快速的不规则无目的的不自主运动,常起于一肢,逐渐累及一侧或对侧,上肢比下肢明显,上肢各关节交替伸直、屈曲、内收等动作,下肢步态颠簸、行走摇晃、易跌倒。

(3)躯干表现为脊柱不停地弯、伸或扭转,呼吸也可变得不规则。

(4)头颈部的舞蹈样动作表现为摇头耸肩或头部左右扭转。伸舌时很难维持,舌部不停地扭动,软腭或其他咽肌的不自主运动可致构音、吞咽障碍。

(五)体征

(1)肌张力及肌力减退,膝反射常减弱或消失。肢体软弱无力,与舞蹈样动作、共济失调一起构成小舞蹈病的三联征。

(2)旋前肌征:由于肌张力和肌力减退导致当患者举臂过头时,手掌旋前。

(3)舞蹈病手姿:当手臂前伸时,因张力过低而呈腕屈、掌指关节过伸,伴手指弹钢琴样小幅舞动。

(4)挤奶妇手法,或称盈亏征:若令患者紧握检查者第二、三手指时,检查者能感到患者的手时紧时松,握力不均,时大时小。

(5)约 1/3 患者会有心脏病征,包括风湿性心肌炎、二尖瓣回流或主动脉瓣关闭不全。

(六)精神症状

可有失眠、躁动、不安、精神错乱、幻觉、妄想等精神症状,称为躁狂性舞蹈病。有些病例精神症状可与躯体症状同样显著,以致呈现舞蹈性精神病。随着舞蹈样动作消除,精神症状很快缓解。

四、辅助检查

(一)血清学检查

白细胞计数增加,红细胞沉降率加快,C 反应蛋白效价提高,黏蛋白增多,抗链球菌溶血素"O"滴度增加;由于小舞蹈病多发生在链球菌感染后 2～3 个月,甚至 6～8 个月,故不少患者发生舞蹈样动作时链球菌血清学检查常为阴性。

(二)咽拭子培养

检查可见 A 组溶血型链球菌。

(三)脑电图

无特异性,常为轻度弥漫性慢活动。

(四)影像学检查

部分患者头部 CT 扫描可见尾状核区低密度灶及水肿,MRI 显示尾状核、壳核、苍白球增大，T_2 加权像显示信号增强，PET 可见纹状体呈高代谢改变，但症状减轻或消失后可恢复正常。

五、诊断

凡学龄期儿童有风湿病史和典型舞蹈样症状，结合实验室及影像学检查通常可以诊断。

六、鉴别诊断

见表 6-3。

表 6-3　常见舞蹈病鉴别要点

鉴别要点	小舞蹈病	亨廷顿病	肝豆状核变性	偏侧舞蹈症
病因	风湿性	常染色体显性遗传	遗传性铜代谢障碍	脑卒中、脑瘤
发病年龄	大多数为 5～15 岁	30 岁以后	儿童、青少年	成年
临床特征	全身或偏侧不规则舞蹈，动作快	全身舞蹈、手足徐动、动作较慢	偏侧舞蹈样运动	有不完全偏瘫
	肌张力低、肌力减退	慢	角膜 K-F 色素环	
	情绪不稳定，性格改变	进行性痴呆	精神障碍	
	可有心脏受损征象		肝脏受损征	
治疗	抗链球菌感染（青霉素）	氯丙嗪、氟哌啶醇	排铜 D-青霉胺口服	治疗原发病
	肾上腺皮质激素		口服硫酸锌减少铜吸收	对症用氟哌啶醇
	氟哌啶醇、氯丙嗪、苯巴比妥		对症用氟哌啶醇	

七、治疗

（一）一般处理

急性期应卧床休息，保持环境安静，避免强光或其他刺激，给予足够的营养支持。

（二）病因治疗

确诊本病后，无论病症轻重，均应使用青霉素或其他有效抗生素治疗，10～14 天为 1 个疗程。同时给予水杨酸钠或泼尼松，症状消失后再逐渐减量至停药，目的是最大限度地防止或减少本病复发，并控制心肌炎、心瓣膜病的发生。

1.抗生素

青霉素:首选$(4\sim8)\times10^5$ U,每天 1～2 次,2 周为 1 个疗程,也可用红霉素、头孢菌素类药物治疗。

2.阿司匹林

0.1～1.0 g,每天 4 次,小儿按 0.1 g/kg,计算,症状控制后减量,维持 6～12 周。

3.激素

风湿热症状明显时,泼尼松每天 10～30 mg,分 3～4 次口服。

(三)对症治疗

(1)首选氟哌啶醇,0.5 mg 开始,每天口服 2～3 次,以后逐渐加量。

(2)氯丙嗪 12.5～50.0 mg,每天 2～3 次。

(3)苯巴比妥 0.015～0.030 g,每天 2～4 次。

(4)地西泮 2.5～5.0 mg,每天 2～4 次。

八、预后

本病预后良好,可完全恢复而无任何后遗症状,大约 20％的病例死于心脏并发症,35％的病例数月或数年后复发。个别病例舞蹈症状持续终身。

第五节 肝豆状核变性

一、概述

肝豆状核变性又称 Wilson 病(WD),是以铜代谢障碍为特征的常染色体隐性遗传病。由于 WD 基因(位于 $13q^{14.3}$)编码的蛋白(ATP7B 酶)突变,导致血清铜蓝蛋白合成不足以及胆管排铜障碍,血清自由态铜增高,并在肝、脑、肾等器官沉积,出现相应的临床症状和体征。本病好发于青少年,临床表现为铜代谢障碍引起的肝硬化、基底节变性等多脏器病损。该病是全球性疾病,世界范围的患病率约为 30/100 万,我国的患病率及发病率远高于欧美。

二、临床表现

(一)肝症状

以肝病作为首发症状者占 40％～50％,儿童患者约 80％发生肝脏症状。肝脏受累程度和临床表现存在较大差异,部分患者表现为肝炎症状,如倦怠、乏力、食欲缺乏,或无症状的转氨酶持续增高;大多数患者表现为进行性肝大,继而进展为肝硬化、脾大、脾功能亢进,出现黄疸、腹水、食管静脉曲张及上消化道出血等;一些患儿表现为暴发性肝衰竭伴有肝铜释放入血而继发的 Coomb 阴性溶血性贫血。也有不少患者并无肝大,甚至肝缩小。

(二)神经系统症状

以神经系统症状为首发的患者占 40%～59%,其平均发病年龄比以肝病首发者晚 10 年左右。铜在脑内的沉积部位主要是基底节区,故神经系统症状突出表现为锥体外系症状。最常见的症状是以单侧肢体为主的震颤,逐渐进展至四肢,震颤可为意向性、姿位性或几种形式的混合,振幅可细小或较粗大,也有不少患者出现扑翼样震颤。肌张力障碍常见,累及咽喉部肌肉可导致言语不清、语音低沉、吞咽困难和流涎;累及面部、颈、背部和四肢肌肉引起动作缓慢僵硬、起步困难、肢体强直,甚至引起肢体和/或躯干变形。部分患者出现舞蹈样动作或指划动作。WD 患者的少见症状是周围神经损害、括约肌功能障碍、感觉症状。

(三)精神症状

精神症状的发生率为 10%～51%。最常见为注意力分散,导致学习成绩下降、失学。其余还有情感障碍,如暴躁、欣快、兴奋、淡漠、抑郁等;行为异常,如生活懒散、动作幼稚、偏执等,少数患者甚至自杀;还有幻觉、妄想等。极易被误诊为精神分裂症、躁狂抑郁症等精神疾病。

(四)眼部症状

具有诊断价值的是铜沉积于角膜后弹力层而形成的 Kayser-Fleischer(K-F)环,呈黄棕色或黄绿色,以角膜上、下缘最为明显,宽约 1.3 mm,严重时呈完整的环形。应行裂隙灯检查予以肯定和早期发现。7 岁以下患儿此环少见。

(五)肾症状

肾功能损害主要表现为肾小管重吸收障碍,出现血尿(或镜下血尿)、蛋白尿、肾性糖尿、氨基酸尿、磷酸盐尿、尿酸尿、高钙尿。部分患者还会发生肾钙质沉积症和肾小管性酸中毒。持续性氨基酸尿可见于无症状患者。

(六)血液系统症状

血液系统症状主要表现为急性溶血性贫血,推测可能与肝细胞破坏致铜离子大量释放入血,引起红细胞破裂有关。还有继发于脾功能亢进所致的血小板、粒细胞、红细胞减少,以鼻出血、齿龈出血、皮下出血为临床表现。

(七)骨骼肌肉症状

2/3 的患者出现骨质疏松,还有较常见的是骨及软骨变性、关节畸形、X 形腿或 O 形腿、病理性骨折、肾性佝偻病等。少数患者发生肌肉症状,主要表现为肌无力、肌痛、肌萎缩。

(八)其他

其他病变包括皮肤色素沉着、皮肤黝黑,以面部和四肢伸侧较为明显;鱼鳞癣、指甲变形。内分泌紊乱如葡萄糖耐量异常、甲状腺功能低下、月经异常、流产等。少数患者可发生急性心律失常。

三、诊断要点

(一)诊断

任何患者,特别是 40 岁以下者发现有下列情况应怀疑 WD,须进一步检查。

(1)其他病因不能解释的肝脏疾病、持续血转氨酶增高、持续性氨基酸尿、暴发重型肝炎合并溶血性贫血。

(2)其他病因不能解释的神经系统疾病,特别是锥体外系疾病、精神障碍。

(3)家族史中有相同或类似疾病的患者,特别是先证者的近亲,如同胞、堂或姨兄弟姐妹等。

(二)鉴别诊断

对疑似患者应进行下列检查,以排除或肯定 WD 的诊断。

1.实验室检查

对所有疑似患者都应进行下列检查。

(1)血清铜蓝蛋白(ceruloplasmin,CP):CP 降低是诊断 WD 的重要依据之一。成人 CP 正常值为270~370 mg/L(27~37 mg/dL),新生儿的血清 CP 为成人的 1/5,此后逐年增长,至 3~6 岁时达到成人水平。96%~98% 的 WD 患者 CP 降低,其中 90% 以上显著降低(0.08 g/L 以下),甚至为零。杂合子的 CP 值多在 0.10~0.23 g/L,但 CP 正常不能排除该病的诊断。

(2)尿铜:尿铜增高也是诊断 WD 的重要依据之一。正常人每天尿铜排泄量为 0.047~0.550 μmol/24 h(3~35 μg/24 h)。未经治疗的 WD 患者尿排铜量可略高于正常人甚至达正常人的数倍至数十倍,少数患者也可正常。

(3)肝铜量:肝铜测定是诊断 WD 最重要的生化证据,但肝穿为创伤性检查,目前尚不能作为常规的检测手段。

(4)血清铜:正常成人血清铜为 $11\sim22\ \mu mol/L(70\sim140\ \mu g/dL)$,90％的 WD 患者血清铜降低,低于 $9.4\ \mu mol/L(60\ \mu g/dL)$ 有诊断价值。须注意,肾病综合征、严重营养不良和失蛋白肠病也出现血清铜降低。

2.影像学检查

颅脑 CT 扫描多显示双侧对称的基底节区、丘脑密度减低,多伴有不同程度的脑萎缩。MRI 扫描多于基底节、丘脑、脑干等处出现长 T_1、长 T_2 异常信号,约 34％伴有轻至中度脑萎缩,以神经症状为主的患者 CT 及 MRI 的异常率显著高于以肝症状为主的 WD 患者。影像学检查虽无定性价值,但有定位及排除诊断的价值。

(三)诊断标准

(1)肝、肾病史:肝、肾病征和/或锥体外系病征。

(2)铜生化异常:主要是 CP 显著降低($<0.08\ g/L$);肝铜增高($237.6\ \mu g/g$ 肝干重);血清铜降低($<9.4\ \mu mol/L$);24 小时尿铜增高($>1.57\ \mu mol/24\ h$)。

(3)角膜 K-F 环阳性。

(4)阳性家族史。

(5)基因诊断。

符合(1)、(2)、(3)或(1)、(2)、(4)可确诊 WD;符合(1)、(3)、(4)而 CP 正常或略低者为不典型 WD(此种情况少见);符合上述 1～4 条中的 2 条,很可能是 WD[若符合(2)、(4)可能为症状前患者)],此时可参考脑 MRI 改变、肝脏病理改变、四肢骨关节改变等。

基因诊断虽然是金标准,但因 WD 的突变已有 200 余种,因此基因检测目前仍不能作为常规检测方法。

四、治疗方案及原则

(一)治疗目的

(1)排除积聚在体内组织过多的铜。

(2)减少铜的吸收,防止铜在体内再次积聚。

(3)对症治疗,减轻症状,减少畸形的发生。

(二)治疗原则

1.早期和症状前治疗

越早治疗越能减轻或延缓病情发展,尤其是症状前患者。同时应强调本病是唯一有效治疗的疾病,但应坚持终身治疗。

2.药物治疗

(1)螯合剂:①右旋青霉胺(D-penicillamine,商品名 cuprimine、depen)是首选的排铜药物,尤其是以肝脏症状为主者。以神经症状为主的患者服用青霉胺后1~3个月内症状可能恶化,而且有37%~50%的患者症状会加重,且其中又有50%不能逆转。使用前需行青霉素皮试,阴性者方可使用。青霉胺用作开始治疗时剂量为15~25 mg/kg,宜从小剂量开始,逐渐加量至治疗剂量。然后根据临床表现和实验室检查指标决定逐渐减量至理想的长期维持剂量。本药应在进餐前2小时服用。青霉胺促进尿排铜效果肯定,10%~30%的患者发生不良反应。青霉胺的不良反应较多,如发热、皮疹、胃肠道症状、多发性肌炎、肾病、粒细胞减少、血小板计数降低、维生素 B_6 缺乏、自身免疫疾病(类风湿关节炎和重症肌无力等)。补充维生素 B_6 对预防一些不良反应有益。②曲恩汀或三乙撑四胺双盐酸盐排铜效果不如青霉胺,但不良反应低于青霉胺。250 mg,每天4次,于餐前1小时或餐后2小时服用。本药最适合用于不能使用青霉胺的 WD 患者。但国内暂无供应。③其他排铜药物包括二巯丙醇(BAL,因不良反应大已少用)、二巯丁二钠(Na-DMS)、二巯基丁二酸胶囊、二巯丙磺酸钠(DMPS)等重金属离子螯合剂。

(2)阻止肠道对铜吸收和促进排铜的药物:①锌制剂的排铜效果低于和慢于青霉胺,但不良反应低,是用于 WD 维持治疗和症状前患者治疗的首选药物;也可作为其他排铜药物的辅助治疗。常用的锌剂有硫酸锌、醋酸锌、甘草锌、葡萄糖酸锌等。锌剂应饭后服药,不良反应有胃肠道刺激、口唇及四肢麻木、烧灼感。锌剂(以醋酸锌为代表)的致畸作用被 FDA 定为 A 级,即无风险。②四硫钼酸胺(ammonium tetrathiomolybdate,TTM)能在肠道内与蛋白和铜形成复合体排出体外,可替代青霉胺用作开始驱铜治疗,但国内无药。

(3)对症治疗:非常重要,应积极进行。神经系统症状,特别是锥体外系症状、精神症状、肝病、肾病、血液和其他器官的病损,应给予相应的对症治疗。脾大合并脾功能亢进者,特别是引起血液3种系统都降低者应行脾切除手术;对晚期肝衰竭患者肝移植是唯一有效的治疗手段。

3.低铜饮食治疗

避免摄入高铜食物,如贝类、虾蟹、动物内脏和血、豆类、坚果类、巧克力、咖啡等,勿用铜制炊具;可给予高氨基酸或高蛋白饮食。

参考文献

［1］陈红霞.神经系统疾病诊疗学［M］.昆明：云南科技出版社，2019.

［2］陈哲.常见神经系统疾病诊治［M］.天津：天津科学技术出版社，2020.

［3］李涛.神经系统疾病健康手册［M］.长沙：湖南科学技术出版社，2021.

［4］李杰.神经系统疾病内科治疗实践［M］.长春：吉林科学技术出版社，2019.

［5］郑世文.临床神经系统疾病诊疗［M］.北京：中国纺织出版社，2020.

［6］高媛媛.神经内科常见疾病检查与治疗［M］.哈尔滨：黑龙江科学技术出版社，2021.

［7］刁红梅.临床神经系统疾病理论与实践［M］.汕头：汕头大学出版社，2019.

［8］张曙.现代神经系统疾病诊疗与监护［M］.天津：天津科学技术出版社，2020.

［9］汪仁斌.神经肌肉疾病［M］.北京：北京大学医学出版社，2021.

［10］粟秀初，赵钢.神经系统感染性疾病［M］.西安：第四军医大学出版社，2019.

［11］宫文良.神经系统常见疾病诊疗与康复［M］.哈尔滨：黑龙江科学技术出版社，2020.

［12］刘连超.神经系统疾病诊断与治疗对策［M］.成都：四川科学技术出版社，2019.

［13］王文杰.现代神经外科疾病诊治［M］.开封：河南大学出版社，2021.

［14］田锦勇.神经内科系统疾病基础与进展［M］.昆明：云南科技出版社，2020.

［15］高凤华，王玉祥，李广生，等.神经系统疾病理论与治疗实践［M］.哈尔滨：黑龙江科学技术出版社，2021.

［16］潘俊亮.现代神经系统疾病治疗学［M］.上海：上海交通大学出版社，2019.

［17］刘春华.神经系统常见疾病的诊断与治疗［M］.北京：电子工业出版社，2020.

［18］王晓鹏.周围神经系统疾病诊治［M］.天津：天津科学技术出版社，2019.

［19］李艳丽,张亚娟,郭森.神经内科疾病诊断与治疗［M］.北京:中国纺织出版社,2020.

［20］王红雨.神经系统疾病诊疗学［M］.长春:吉林大学出版社,2019.

［21］张振兴,宋小峰.神经外科脑血管疾病诊疗［M］.北京:科学技术文献出版社,2021.

［22］褚文静.现代神经系统疾病诊疗［M］.北京/西安:世界图书出版公司,2019.

［23］刘增玲.神经内科常见疾病诊断指南［M］.长春:吉林科学技术出版社,2020.

［24］胡春荣.神经内科常见疾病诊疗要点［M］.北京:中国纺织出版社,2022.

［25］赵振升.临床神经系统疾病诊治学［M］.天津:天津科学技术出版社,2019.

［26］黎红,李昆泉,庞敬涛.神经内科疾病临床诊疗学［M］.天津:天津科学技术出版社,2020.

［27］王娟,毕娟.神经科疾病观察与护理技能［M］.北京:中国医药科技出版社,2019.

［28］齐有福.神经系统疾病基础与临床［M］.上海:上海交通大学出版社,2019.

［29］王文浩.神经内科医师处方手册［M］.郑州:河南科学技术出版社,2020.

［30］吴晓琴.神经系统疾病病人护理［M］.杭州:浙江大学出版社,2018.

［31］江毅.神经系统疾病诊断与防治［M］.北京:科学技术文献出版社,2019.

［32］张爱萍.神经系统疾病诊治与康复［M］.天津:天津科学技术出版社,2020.

［33］王爱玲.神经系统疾病的鉴别诊断［M］.天津:天津科学技术出版社,2019.

［34］魏玉香.神经系统疾病中医治疗与康复［M］.北京:中国中医药出版社,2020.

［35］王璇.常见神经系统疾病诊疗［M］.北京:中国纺织出版社,2019.

［36］秦超,刘竞丽.蛛网膜下腔出血的诊断与治疗［J］.中华神经科杂志,2020,53(10):814-818.

［37］王俭,刘妍,奚奇,等.两种射频热凝术治疗原发性三叉神经痛临床观察［J］.中国疼痛医学杂志,2019,25(3):234-237.

［38］辛陈琦,张承武,李林.帕金森病发病机制与治疗研究进展［J］.医学研究生学报,2019,32(6):646-651.

［39］佟勃杉,赵立,赵龙山,等.利奈唑胺片治疗结核性脑膜炎的临床研究［J］.中国临床药理学杂志,2020,36(1):14-17.

［40］申杰,徐桂华.血脑屏障与中枢神经系统疾病的相关性研究进展［J］.中华神经医学杂志,2020,19(9):961-965.